U0110789

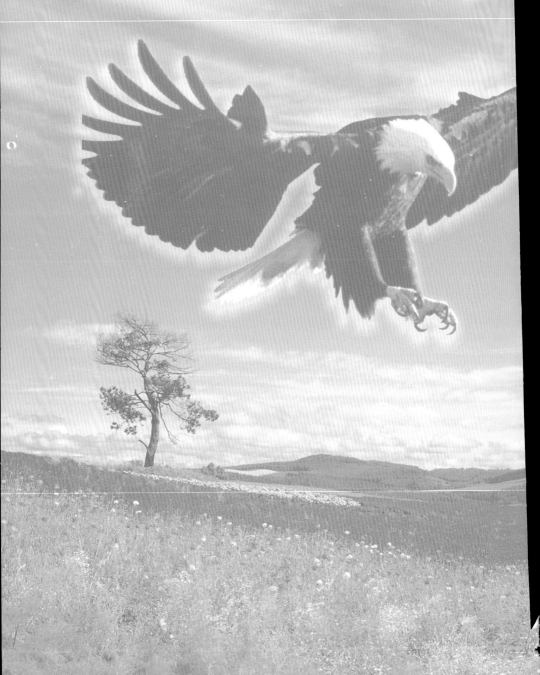

大展好書　好書大展
品嘗好書　冠群可期

大展好書 好書大展
品嘗好書 冠群可期

中醫保健站 1

手診手療圖解精要

魯京碩　著

大展出版社有限公司

卷首的話

1999年春節，分別近十年的大學同學從國內外相聚於北京。暢談之中，不知誰提起我正在從事手診、手療工作，一下子話題就轉到我身上，這個說：「在醫院實習時你就為這個診病，為那個治療。」那個說：「他還為我做健康預測呢。」這些事我都記不清了，同學們還記得，這使我很激動。屈指算來，我從事手診、手療已有十餘載了。

從70年代下鄉做鄉村醫生，到上大學學習現代遺傳學，我就一直對望手診病、手部按摩感興趣，而系統研究手診、手療是在80年代中期。在臨床工作中我發現，對於西醫和中醫內科棘手的病，手診、手療卻往往可以治好。

1995年我在北京正式開設手診門診（當時在北京醫務界，我是第一人）。那時正是手診醫學發展迅速的時代，但同時也招來許多非議，報紙上還曾開展過爭論。其實手診從兩千年前問世以來，是科學還是迷信就爭論不休。但是，真理在於實踐的檢驗，在於時間的證明。

現代手診、手療從70年代開展以來深受廣大群眾喜愛，醫療界的管理部門也承認這個事實；特別是近年來不論是國內門診還是外賓門診，包括我參與創建的九華山莊國醫堂，接待了許多國內朋友和亞、歐、美洲一些國家的旅行團、醫療代表團，以及前澳大利亞總理霍克夫婦，日本、冰島駐中國大使等國際知名人士。他們對手診、手療的診斷和

治療感覺神奇、佩服。

　　國內外的朋友都希望我把這種診斷和保健治療方法介紹給大家，恰逢人民體育出版社的社長來看病，尤其是二編室的劉筠老師更是熱情鼓勵我出一本這樣的書。於是，曾經擱置的寫作工作又啓動了，也就有了這本書的問世。

　　這本書是我這些年來手診、手療經驗的總結，又借鑒了前人、國外和當今同道的一些成果，考慮到它的學習對象的接受程度，在編排上力求簡明扼要，圖文並茂，深入淺出，易學易用。我相信，認眞學習此書，當個保健醫生還是稱職的。

　　當我寫完這本書的最後一個字時，已近歲末，也正值新舊世紀之交。作爲一名醫生，對於社會應該奉獻的一是愛心，二是優秀的醫療技術。這本書就是我奉獻給 21 世紀這個人人追求健康的新時代的禮物。同時也是我對已故父親的一種紀念，他老人家生前曾希望我出一本這樣的書。

　　最後，希望追求健康的朋友們，看看這本書，並試著按書中的要求實踐，因爲「健康寫在手上，保健從手做起」。

魯京碩
於北京燕南居

目錄

上卷　手　診

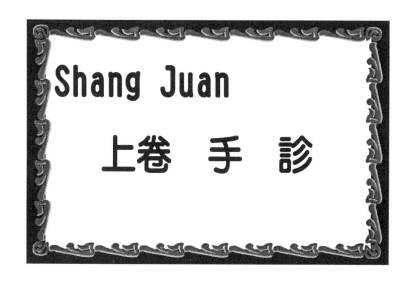

Shang Juan

上卷 手 診

第一章　手診及其科學原理

第一節　手診釋名

由觀望人手指的外形，指甲的顏色、形態，手掌紋理的形態變化，手掌、手背的顏色，以及根據觸壓手上穴位的疼痛敏感的程度來了解你身體的健康狀況和有無疾病，這就是手診。它是臨床診斷學的一個分支，既繼承了中醫學的基本理論，又融合了現代科學知識，是一種簡捷、準確、無痛苦的診療方法。

手診真的可以診病嗎？有什麼科學道理？手診與手相是一回事嗎？有什麼區別？下文將逐一解答這些問題。

第二節　手診歷史簡要

中國手診起源於兩千年以前，那時不叫手診而稱望手診病，即望診。戰國時許多名醫如扁鵲，就是望手診病的高手。中醫最古老的權威著作《黃帝內經》，就論述了觀察人的體表，包括手的情況，即可以知道人內部臟腑的情況，並進而推斷機體患有某種疾病的觀點，這叫「有諸內者，必形諸外；視其外應，以知其內臟，則知病矣」。手診醫學形成的時間應是在清代，這時已有許多專著從理論上系統論述了

望手診病的原理、方法，最著名的是《望診遵經》。

20 世紀 70 年代美國學者所著的《皮膚紋理學與疾病》，則是從掌紋與遺傳、掌紋與疾病等關係出發，揭示了掌紋診病原理；同時代出版的美國《醫學衛生百科大全》鄭重指出，「膚紋學」是醫學研究的重要工具。國外把手診稱之為膚紋學或皮紋學。它在臨床診斷學的應用上有非常獨到的優點，日本、加拿大、德國等許多學者都開展了這方面的研究。

現代中國手診醫學研究大約始於 20 世紀 70 年代中期至 80 年代初。我國醫學工作者、人體研究科學家，繼承和吸收了古代和現代科學研究成果，首創了手與內臟、四肢全息、氣色對應圖，第一次使手診醫學診斷做到定性、定量化。麻仲學教授在《中國醫學診法大全》和楊力教授在《中醫預測學》這兩本書中，都對中國現代手診醫學給予了權威性的支持和肯定。

第三節　手診的科學原理

手診所依據的原理有許多，這裡只介紹主要幾個有代表性的。

首先，也是最主要的原理——全息生物學理論。什麼是全息生物學呢？全息生物學認為任何生物，包括人體，其局部的信息可以反映整個生物體的生命信息。醫學全息論發現，手的指甲、掌紋（主要是大魚際線）、全掌，都可反映人體內臟的生命信息，形成了一一對應的關係（圖1）。

醫學全息生物理論使手診對身體健康的了解和疾病診斷

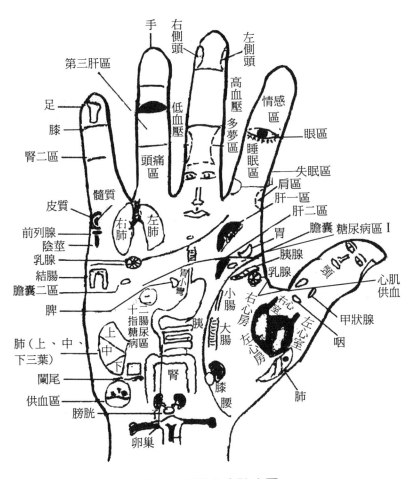

圖1a　手掌全息診病圖

可以定性、定量，具有了可操作性和直觀性，而且與現代醫學的診斷相互對照。例如心臟病，我們可以依照手掌全息圖的位置，找到心臟區，依據它的顏色變化，判斷心臟的功能狀況，這樣既簡單方便又使病人不痛苦。

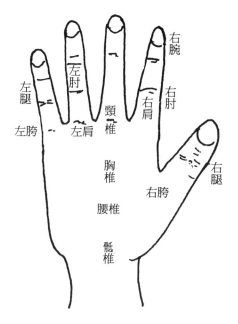

圖1b　手背全息診病圖

　　第二是遺傳學理論。該理論認為，人體的各種性狀特徵，包括可能患病的信息，都與細胞中的遺傳物質、染色體、基因DNA的組成和表達有關，人的手指、掌紋亦遵從這一規律。目前的研究結果揭示了，手紋的一些特徵受控於多遺傳基因機制，而另一些特徵可能存在著主基因作用。人的三大掌紋，在母親妊娠期業已形成，嬰兒出生後手掌的小紋理，依環境、機體的生理變化而變化。人體的某臟腑發育的先天不足就表現在它一生中的功能較弱，易患病，或患病後易復發。例如，「高血壓」家族史病人在掌紋上就有相同表現；過敏體質病人的後代也是過敏體質，在臨床手診工作中，經常可看到這樣的病例。各種單基因遺傳病、染色體缺

陷和多基因缺陷除了身體結構畸形外，在手紋上也出現特異性改變，這早已在遺傳學研究和臨床手診中被證實。

第三是中醫的陰陽五行、經絡反饋調節理論。中醫陰陽五行理論內容較多，這裡只扼要介紹一些。中國古代醫學吸收了當時最先進的辯證思維哲學《易經》中的陰陽五行學說，把人體按陰陽區別，譬如人的前面為陰，後背為陽；下半身為陰，上半身為陽；氣為陽，血為陰。把人的五臟歸為金、木、水、火、土五行類屬，來解釋各個臟器的生理活動。肝，屬木，色為青，喜條達而生長；心屬火，色赤，好熾熱，作升騰；肺屬金，色為白，蕭條能度斂；腎屬水，色黑，多寒涼目凝重。這些理論應用到手診上，非常形象、直觀。依手上不同區位的顏色反映不同臟器的生理變化，這就是《黃帝內經》所講的「視其外應，而知其內」。

人的雙手有 12 條經絡、88 個經穴和 224 個奇穴。手上（包括手心、手背）集中了與體內各個器官有關係的穴位，因此，體內生理和病理變化均可由經絡穴位傳遞給手的各個部位。從現代醫學角度來講，手上的神經、血管與機體各個臟器和大腦中樞關係密不可分。我們已知，人體在人的大腦皮質的投影似一個倒置的胎兒形狀，而手在這個投影比例中所占位置非常大，大約 4／5 強，俗語說，十指連心，這個「心」應該包括大腦內的各個中樞和臟器。手掌上各個部位經穴的痛覺和形態上的改變（或說反應），其特異性和規律性就是望診的科學依據。

最後一個是微循環理論。這是中國醫學科學院修瑞娟教授創立的。我們手的指掌分布著非常豐富的神經，多達 150 萬條末梢神經及血管。指掌上不同部位的末梢小血管和淺表

的浮沉、變色、扭曲、膨大，都可以反映出機體相應部位、臟腑的氣血供應狀況，尤其指甲末端血流情況可以反饋出心臟血流的供應狀況。

第四節　手診的特點

手診的第一個特點——結論準確可靠

由於手診診病原理是科學的，並經過大量的實踐驗證，包括我本人及同行的病案統計，準確性可達 90% 以上。這裡僅舉兩例說明。

第一例是我在中醫研究院城建專家門診部的一個病案。一位 18 歲的女學生，由母親帶來就診。該患者自 14 歲來月經以後，幾乎就未停止過。經中、西醫婦科診斷一直沒搞清病因，治療效果自然也就不理想。

我的手診診斷是：腦垂體腺瘤，比較小，建議做核磁共振驗證。患者的母親帶她去協和醫院檢查，起初該院大夫不同意做，其母講明是一位手診專家的診斷，請求協合醫院予以驗證，這樣醫院才同意，檢查結果出來後，與我手診診斷結果一樣。

做核磁檢查的大夫非常驚訝，患者和家屬也非常高興和感謝，因為病因搞清楚了，就可以做針對性的治療了。

第二個病例。中國旅行社日本部的一位日本朋友，來北京九華山莊國醫堂手診部看手診。經我診斷，他患有 7 種疾病，經翻譯後，這位日本朋友從他的皮包內取出 7 種藥物，全是日本醫生開的。這 7 種藥物用於 7 種不同的疾病，而這 7 種疾病與我診斷的完全相符。當時在場的人都覺得神奇和

不可思議，這說明手診是一種科學的診斷方法。

手診的第二個特點——實用性強

手診的方法簡捷、直觀、實用，僅用一二十分鐘就可以對一個人的全身和患病的情況做出初步結論，不需要貴重的儀器設備。不僅可以節省不必要的醫療檢查費用，同時又提高了診斷的準確性。廣大基層醫院的醫生應該掌握手診的診斷方法。即使是普通百姓，尤其是中、老年朋友，學會一些手診知識，對自身的防病和保健也大有裨益。手診對像我國這樣一個衛生資源相對匱乏的國家，是有實用價值的。

手診的第三個特點——預測性

手診對身體的健康狀況和某些疾病還可提出預測性意見，即超前診斷，可以防患於未然。特別是對心臟病、腦中風等病患。

有一位病人來九華山莊就醫，經我診斷有高血壓病，但患者否認。但過了一段時間，這位病人的單位進行體檢，檢查出他確實患有高血壓病，他打電話來向我表示感謝。

第五節　手診與現代醫學診斷的關係

現代西醫的儀器、化驗等檢測方式有其科學先進的一面，但也不應盲目相信。例如，有許多早期疾病不能查出，或有誤診。包括像核磁、CT 這樣昂貴的先進儀器，仍然有百分之幾的誤診率。因此，我認為，醫生除了要依靠儀器、化驗等來確診疾病外，還不要放棄醫生最基本的診病方法，即西醫的望、觸、叩、聽，特別是中醫的望、聞、問、切，這一看家法寶是幾千年經驗積累流傳下來的診病方法。古人

云「望而知之謂之神，聞而知之謂之聖，問而知之謂之工，切而知之謂之巧」。

手診醫學大部分屬於望診範疇，有一部分是利用觸診，即透過觸穴而診斷疾病。

手診對於許多無明顯器質性病變或病人無明顯不適的早期病變，相對儀器診斷來說有其優點。手診既屬於中醫望診中的一部分，又融合了現代醫學知識，可以說，是中、西醫臨床診斷的一個分支，是中、西醫診斷方法的補充和完善，彌補了臨床診斷的不足。手診是一種非常有前途的既經濟又實用、方便的方法。特別是在預防醫學和康復保健醫學領域中有非常重要的地位。

第二章　手診的基礎知識和技巧

第一節　手的解剖知識

手是指上肢腕關節以外到手指末端，包括指、掌兩部分。靠近指尖方向的叫遠端，又叫指端；靠近手腕部的方向叫近端，又叫腕端。

手指：手（以左手為例）有五指，依次是拇指、食指、中指、環指（無名指）、小指。從拇指至小指又稱 1～5 指。

指骨與指節：指骨指從掌指相接處（又稱掌指關節處）到指尖這一部分，指骨分節故稱「指節」。拇指是兩節，餘指骨均為三節。

第一指節是近掌骨的指節，第二指節是中間指節，第三指節是末端指節。拇指的兩節指骨分別叫遠節指骨、近節指骨。

指褶紋：各指節相連的掌側皮膚指褶稱指褶紋，末端關節為第一指褶紋，中間是第二指褶紋，指掌關節處叫第三指褶紋。

手掌：指腕關節以外、指根以內的節段。掌心側稱掌側，背側稱掌背側。

手的方位，靠近指尖方向叫遠端，靠近手腕部叫近端。手的拇指側稱外側，也叫橈側，靠近小指側稱內側，也叫尺側（圖 2、3）。

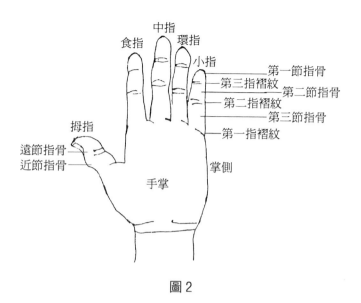

圖2

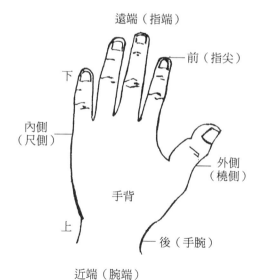

圖3

第二節　觀察指甲診病

指甲的正常結構：

指甲是手指第一節背側上的一片角質結構，是皮膚的衍生物。指甲由甲根部的甲母組織產生，指甲生長的營養由甲床上的血管供應。

指甲的大小約占手指末節的 1／2，長×寬×厚 ≈0～15 毫米×10～17 毫米×0.3～0.37 毫米。

其結構包括：①甲板：透明無色的角質板；②甲床：甲板底下的結構；③甲溝：指甲與指上皮膚相鄰部分；④甲游離緣：指甲的末端；⑤甲根；⑥甲半月弧，又稱健康圈（圖4）。

正常指甲的外觀應該是：

1. 外表紅潤、堅韌而略呈弧形。

2. 有光澤。

3. 壓其指端甲板，甲板呈白色，放鬆後立即恢復紅潤色。

4. 甲板上無明顯縱紋或橫溝。

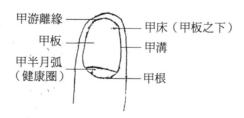

圖4　指甲的結構

這些特徵表明機體氣血充足，經絡通暢。因為從中醫理論上講，指甲屬筋，為肝膽臟器外在變化的窗口，而肝又有貯存和調節血液運行的功能。微循環理論亦認為：從指甲的微循環變化，可了解機體血液循環的狀況。

觀指甲診病最好在自然光線下進行，被檢查者將手自然、放鬆地放在診桌上，掌心朝下，指甲朝上。醫生的眼睛距指甲1尺左右。檢查內容包括：甲板，甲半月弧，甲床，指甲形狀、顏色、厚薄，有無縱紋、橫溝、斑點等。

一、觀察指甲顏色診病

指甲的顏色包括指甲本身的顏色，也包括甲板下的血色。下面介紹七種常見病色。

1. 白色

又分全白、點狀白、線狀白。

（1）全白

指甲出現全白的原因主要有：

①血虛或氣血不足，這種白色為蒼白或淡白，如貧血或營養吸收障礙的病人，多半是手術後的病人，或月經過多的經期婦女有這種狀況。

②指甲白且軟萎，壓之無光華，多見於肝血不榮、元氣虧損及脾虛症。

③指甲白如蠟色，多見於各種出血病的晚期，如上消化道出血、肝硬化致食道靜脈曲張破裂、婦科子宮大出血。

④指甲蒼白且指甲肉消瘦，手心寒涼，多見於脾胃虛寒，如慢性結腸炎、慢性痢疾。

（2）點狀白

指在甲板上出現1個或數個白點，這種狀況出現的原因，一是缺鈣，二是體內寄生蟲，三是習慣性便秘，四是神經質或體力透支者。

（3）線狀白

指指甲的兩條橫貫白色線條與甲半月弧平行。出現的原因一是肝硬化，二是心肌梗塞，三是鉛砷中毒，四是腎炎、低蛋白血症。

2. 紅色

（1）深紅或紫紅，表明心臟供血不好或腦血栓前兆，加上口唇青紫更是心臟缺氧的標誌。

（2）鮮紅，提示有皮膚病，如蕁麻疹或濕疹。

（3）指甲端粉紅或紅色，而甲根部一半呈玻璃白色，提示有慢性腎衰。

（4）指甲前端出現紅色帶，表明有胃炎，或心臟瓣膜病變。煤氣中毒後亦可能出現深紅色。

3. 黑色

（1）甲板下或指甲周緣甲溝顯黑色，說明有綠膿杆菌感染。

（2）內分泌疾病，如阿狄森氏病、消化道息肉，指甲顯黑色。

（3）維生素 B_{12} 長期缺乏或長期接觸煤焦油，指甲顯黑色。

（4）腫瘤傾向：在手大拇指和腳大拇趾的指甲上出現

一片片或雀斑狀的黑色、褐色，同時指甲周圍也出現褐色或黑色，這時應考慮黑色素瘤。另一種情況是指甲根部長出數根黑線，通常是長到指甲中部。但是，不能一看到指甲長出黑線就斷定患了癌症。因為正常人亦可能出現一條生理性黑甲，如果是癌症還應有別的跡象或症狀，切不可僅憑這一點就診斷患了癌症。

4. 黃色

指甲變黃同時變厚，提示：

（1）肝病，如黃疸性肝炎（同時白眼球出現黃色）。

（2）胡蘿蔔素血症。桔柑、南瓜等含維生素 A、黃色素，人若食用過多，造成人體內胡蘿蔔素增加，沉積在皮膚和指甲上，表現出黃甲。

（3）甲狀腺機能衰退。

（4）長期服用四環素類藥物。

（5）真菌感染指甲。

5. 青色和紫色

（1）胎兒死於孕婦腹中，孕婦指甲會持續發青。

（2）急腹症病人，指病人突然出現腹痛、腹脹情況。

（3）先天性心臟病患者，指甲呈青紫色。

6. 藍色

（1）白喉。

（2）急性腸道傳染性疾病。

（3）藥物中毒或過敏，如阿的平。

7. 灰色

霉菌感染致指甲營養不良，呈灰色，俗稱「灰指甲」。

二、觀察指甲形態診病

1. 長指甲與窄指甲

長指甲是指甲占末節手指長度的 3／5；窄指甲的長度與長指甲相似，但寬度更窄，為長度的 1／3。

長指甲者易患感冒和抑鬱症；窄指甲者易患心臟病，頸、腰骨質增生。

2. 短指甲與寬指甲

短指甲占末節指骨的 1／3，半月瓣較小，常陷於甲皺肉內；寬指甲甲面橫寬，比短指甲橫寬更明顯，尤其甲部頂端。甲根部凹陷，半月弧扁長，甲色正常。

短指甲者體格健壯，但性情暴躁，易患肝病和高血壓。短而方且沒有半月弧者易患心臟病。寬指甲的人易患性機能低下和甲狀腺疾病。

3. 大指甲與小指甲

大指甲長度超過末節指骨的 1／2，手指且細；小指指甲長度小於末端指節的 1／2。大指甲者易患咽炎、支氣管炎，小指甲者易患不孕症。

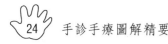

4. 圓指甲

甲面呈半圓形者易患偏頭痛。

5. 方指甲

指甲長度比例基本相當，甲板上若出現紅斑、甲床呈紅紫相間，提示患了心臟病。

6. 三角形指甲

易患腦中風。

7. 貝殼形指甲

易患結核瘤、脊髓病變。

8. 指甲甲板縱線與縱嵴

指甲甲板上有數條明顯縱線形成脊形，稱之為縱嵴，縱線或縱嵴是機體衰老的象徵。

病理性縱紋或縱嵴的病因如下：

（1）體力透支（如身心疲勞綜合症）。

（2）神經衰弱。

（3）免疫功能差，如反覆上呼吸道感染、支氣管炎。

9. 指甲橫紋

甲板表面出現一條或多條橫向凸起的，稱橫紋，是心肌梗塞病人發作的先兆。此外，維生素 A 缺乏症、肝病病人也有這種橫紋出現。

10. 指甲縱溝

深淺不等的縱紋形成溝狀。病因：

（1）內分泌疾患，如糖尿病。

（2）免疫系統疾病，如銀屑病、類風濕性關節炎。

（3）肝病、貧血等。

11. 指甲橫溝凹陷深幾毫米形成溝狀

病因：

（1）心臟病。

（2）營養不良。

（3）麻疹。

（4）多數指甲出現橫溝表明：患傷寒、猩紅熱、糖尿病；藥物中毒。

12. 匙狀指甲

指甲形如湯匙。病因：

（1）貧血。

（2）維生素缺乏。

（3）胃病。

13. 扁平指甲

表明消化不良，如慢性胃炎。

14. 全指甲凹陷

在高原工作的人，多半會出現這種情況，按中醫解釋是

因肝血不足。

15. 軟指甲

甲板變脆、變軟，為半透明狀，易縱裂破碎，慢性胃腸道疾病造成的體虛、營養不良是主要原因。

16. 指甲自裂

指甲長出指尖的部分無故自裂。原因多是高血壓病、糖尿病。

三、觀察指甲半月弧診病

1.半月弧超過正常半月弧的標準（標準半月弧為指甲長度的1／5）表明：

（1）高血壓病。

（2）中風病人先兆，其表現往往是半月弧突然變大。

2.半月弧過小或不明顯，表明腦軟化症，胃、十二指腸潰瘍。

3.十個手指甲均無半月弧，表明貧血、神經衰弱、低血壓。

4.半月弧偏斜不正並顯粉紅色，表明體力消耗過大，或營養吸收不好，導致機體抵抗力下降。

5.半月弧異常顏色：藍色為心臟病、風濕性關節炎、雷諾氏病；淡紅色或淡白色為貧血（圖5、6）。

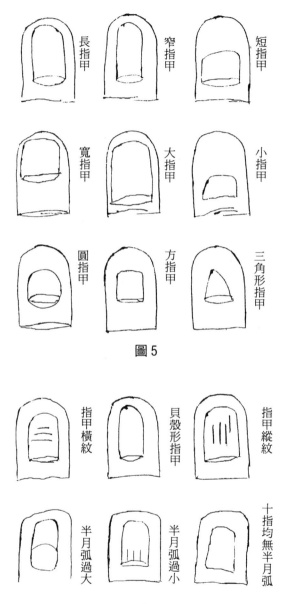

圖5

圖6

第三節　觀察掌紋診病

一、觀察掌紋診病的生理基礎

手掌褶紋是手掌各關節彎曲活動處的皮膚，牢固地附著在其下的組織上，形成明顯的較粗的紋路。

褶紋的出現從遺傳上講，是一種多基因性狀，既受父母的基因作用，又受發育過程中內外環境因素的影響。掌紋的這種遺傳和可變性，加之人的整體和全息性的特點，必然會使掌褶紋的各種形態特徵包含了體內臟腑生理和病理改變的信息，這就是掌紋診病的基礎。

據最近科學報導，復旦大學的研究人員發現：掌紋（膚紋）是由單基因決定的，並且存在著單基因遺傳。雖然這一研究成果尚未最後定論，但這是對人的掌紋是由多基因遺傳這一傳統觀點的挑戰。掌紋是與人的健康、智商密切關聯的。這一觀點更證實了掌紋診斷疾病的科學性。

在臨床上我們發現：為什麼父女、母子之間的遺傳和健康狀況相同，在掌紋上亦有相同表現？這裡我們可以大膽推論：這個單基因遺傳就是由染色體不同所致，說通俗了，就是由性別基因決定了掌紋的區別。

二、主要掌紋的生理意義

主要掌紋指三大掌紋，見圖7。

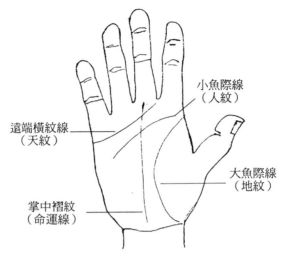

圖7　主要掌紋

1.大魚際線

又稱地紋，或稱生命線。它是因為靠手的大魚際區而得名，由虎口中央起點，呈弧形，到掌腕褶終止。

【生理意義】：

（1）表示一個人精、氣、神的強弱和性格的急慢。

（2）表示一個人是否生大病或發生意外危險。

（3）表示一個人在某一個時間做過大手術。

（4）表示一個人的健康狀況，即先天發育好壞和遺傳素質的優劣。

【健康的大魚際線標準】：

起源於虎口中央，弧形大，線條深刻明顯，清晰不斷，呈粉紅色，逐漸變細。

【需要澄清的概念】：

第一，大魚際線的長短與壽命的長短無正比關係。「生命線短就是短壽」的說法是無稽之談。有關科學家經大量的臨床實踐，在1952年就已否認了這個荒謬說法。

第二，大魚際線斷裂不一定是嚴重危病的信號，或是什麼大禍臨頭，反之患重病、危病者，大魚際線有變異，但也可以不斷裂，它的變化需要結合其他掌上信息的變化進行綜合的分析、判斷。

2.小魚際線

又稱近端橫紋線、人紋、頭腦線。起點與大魚際線在一個位區，或稍分開，在掌中央向尺側近心處橫斜而行，紋線逐漸變細終於小魚際處。

【健康的小魚際線標準】：

粗深，明晰，色澤紅潤，呈現略向掌心彎曲的弧線，不斷裂，無病理紋。

【生理意義】：

（1）表示一個人的思維、記憶力。

（2）表明腦神經、血管機能正常運行的調控能力。

3.遠端橫紋線

又稱心臟線、天紋。靠近指根部。

【健康的遠端橫紋線標準】：

清晰，深刻，連貫無斷裂，顏色紅潤，近心側會有小分枝，以末端不可短於抵達中指中心垂線為標準。

【生理意義】：反映心血管狀態。

除以上三大掌紋外，主要掌紋還有掌中褶紋，又稱玉柱線、命運線、副神經線，但這條紋並不是人人都有。其走向由腕的正中部位，沿中指平分垂線向上至中指根掌丘處。

掌中褶紋以纖細無中斷、色澤良好為其健康標準。

【生理意義】：反映人的精神、心理狀態。

三、輔助掌紋的生理意義

常見的輔助掌紋見圖8。

1. 不健康線

由大魚際線斜向小指根部。一般健康人多無此紋，身體不健康的人才有此紋。

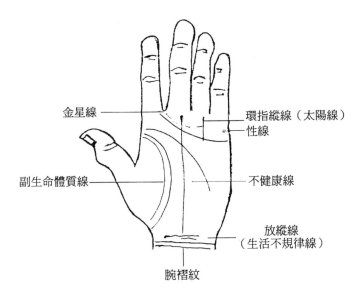

圖 8　輔助掌紋

手診手療圖解精要

【生理意義】：表示身體不健康或身體有疾病，尤其是消化系統和呼吸系統有病，以及有腫瘤危險傾向的人。

2. 環指縱線

又稱太陽線，是在無名指根掌丘上的縱向褶紋，可以有數條。

【生理意義】：表明心理、情緒狀態的好壞，反映腦血管調節情況。

3. 金星線

又稱過敏體質線。

在手掌第二至第四指間的呈弧形的褶紋；以清晰不斷的弧形紋最好。

【生理意義】：反映中樞神經功能，腎、生殖功能，免疫功能。

4. 性線

在小指根掌丘尺側緣的幾條短的橫褶紋，漢族人多數有2～3條。該線以深刻、清晰、色淡紅者為佳。

【生理意義】：反映生殖功能的強弱。

5. 放縱線

位於小魚際，橫向分布在手頸部上方，會穿過大魚際線，是呈粗糙散亂的短分枝褶紋，健康人無此紋，它是一種病理紋。有不良嗜好者才有此紋。

6. 障礙線

穿越各主要掌褶紋或輔助褶紋的一種病理掌紋。它是機體臟器出現功能障礙的表現，尤其是心、腦血管病變的標誌。

7. 副生命體質線

指大魚際內側出現的一種掌紋，因它緊貼在大魚際線的橈則而得名。健康人往往有此線。

【生理意義】：表明人的腎氣充足、身體強健、精神飽滿，且身體調節性強，具有患病後很快恢復的能力。

8. 腕褶紋

指掌近端腕處的橫褶紋。健康人應有此紋。健康腕褶紋的標準：清晰、完整、不中斷，以掌底（即掌近端）肌肉厚實為佳。

【生理意義】：生殖機能旺盛，精力充沛。

以上的輔線為常見的，加上我們上述的幾大主要掌紋，作為學習手診所需要的掌紋知識都已敘述到。這些掌紋的名稱在手診專家、醫生中都已通用，也有個別學者把這些掌紋用數字表示，或用別的名稱，但其內涵大致相同。

在此需要補充說明的是，「不健康線」在多數手診書中都被稱之為「健康線」。但因為它的生理意義是表明身體不健康狀況的，所以很容易被誤解，故我還其真實面目，叫它「不健康線」。

四、掌上常見的生理、病理符號

請參閱圖9、10。

1. 星紋

由三條或三條以上短褶紋交叉而成。病理意義：突發急病，多為心臟原因引起的猝死；腦外傷。此紋出現在大魚際、小魚際和遠端橫紋線中指根部時，易發生上述危險。亦表示供血不足或炎症。

2. 十字紋

可變異為「×」型紋。兩條短褶紋相互成直角交叉而成。例如在中指指根下部區域即「離位」出現兩個十字紋，則意味著心臟供血不足導致暈厥。

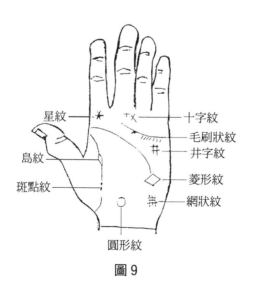

圖9

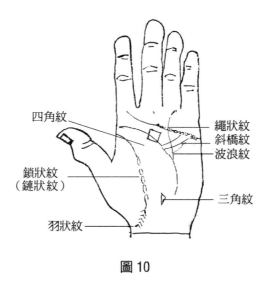

四角紋

鎖狀紋
（鏈狀紋）

羽狀紋

繩狀紋
斜橋紋
波浪紋

三角紋

圖10

3. 島紋

　　這是手診中常見的病理紋，也是學習手診必須要掌握的病理紋。是由一條褶紋分叉後再度會合而成的島形紋，故而稱「島紋」。這種島紋表示病情輕。而由一條褶紋相互交叉圍成的島紋為較重的病理情況，它通常表明腦神經系統病變，如頭痛、頭暈。在天紋上出現則表示心臟功能不好，如在左手天紋上出現，意味著先天性心臟功能差。

4. 三角形紋

　　指三條短褶紋構成的三角紋。病理意義：如出現在地紋末端，反映腦血管病的信息。

5. 四角紋

　　由四條短的褶紋圍成。病理意義：是機體衰退的標誌。

如四角紋在地紋末端出現，說明有外傷史、手術史。如四角紋在放縱線上，表明不良的生活嗜好加重。

6. 網狀紋

由多種橫豎的短紋構成，如網狀。它的出現表明病理情況加重，提示內分泌和泌尿、生殖系統的疾患。

7. 斜橋紋

天紋與人紋之間，有一根到數根斜向連接於兩大主要掌紋的短紋所構成的符號。

【病理意義】：心臟功能將來可能會出現異常。

8. 羽狀紋

細小掌紋，形成羽毛狀。

【病理意義】：在地紋末端提示便秘；在天紋上出現提示心功能弱。

9. 毛刷狀紋

形如整齊的毛刷狀。

【病理意義】：心臟功能不好，呼吸系統有病。

10. 井字紋

四條短褶紋構成的形如「＃」字的符號。

【病理意義】：慢性炎症的標誌。

11. 圓形紋

形如圓圈。表明機體患慢性病、復發，如與複雜的星紋結合構成是機體患較嚴重的病變符號。

12. 斑點紋

多呈黑褐色，出現在手掌的不同部位。不同顏色的斑點其病理意義不一樣，在手診中較為重視。

【病理意義】：過去病變遺留下來的痕跡；提示腫瘤的一些信息（關於這一點在後文還要提及）。

13. 鎖鏈狀紋

可以理解為一連串小形島紋構成的鎖鏈狀紋。

【病理意義】：幼年呼吸功能弱；心臟功能不好。

14. 繩狀紋

形如繩子。

【病理意義】：體質不好，如過敏體質。

15. 危重病變符號

這是指這些符號的出現，提示過去或目前機體發生或正在變化的病理信息，而且情況比較嚴重（圖11、12）。

斷裂紋：指主線斷裂或在主線上出現大小不等的交叉、重疊的斷口。

【病理意義】：是機體內潛藏疾病的信息，它表明疾病會以突然的形式出現，從這種符號可預測疾病發生的大致時

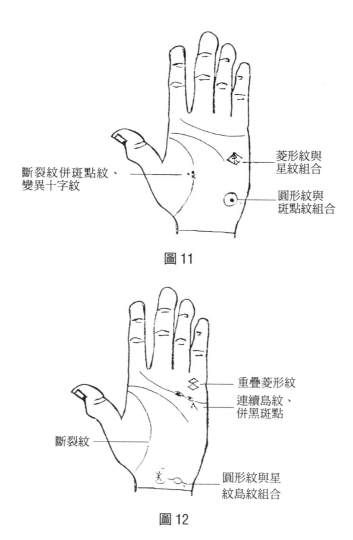

斷裂紋併斑點紋、
變異十字紋

菱形紋與
星紋組合

圓形紋與
斑點紋組合

圖 11

重疊菱形紋

連續島紋、
併黑斑點

斷裂紋

圓形紋與星
紋島紋組合

圖 12

間，但在手診工作中似不應過分誇大這種紋理的「作用」，還要綜合分析。

　　還有幾種符號組合形成的危重病變符號，在手的分布上亦較明顯，如「○」「◇」「＊」這三種紋組合，又如

「×」紋斷裂組合，除了紋理組合外，還伴有顏色變化。

五、如何觀察掌紋診病

1. 觀大魚際紋診病

為敘述方便，以下將大魚際紋簡稱為地紋，按地紋與各系統疾病的關係診斷疾病。

呼吸系統疾病：

（1）地紋起端呈鎖鏈狀，易患支氣管炎、肺炎，特別是幼年時期（圖13）。

（2）地紋起端被縱障礙線切斷，易患感冒、慢性支氣管炎（圖14）。

（3）地紋起端呈鎖鏈狀同時伴有甲半月弧外側有縱紋，且有杵狀指，意味著肺部有重病，如肺結核、肺癌。

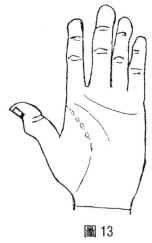

圖 13

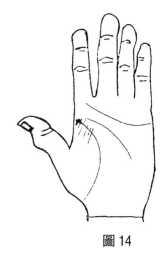

圖 14

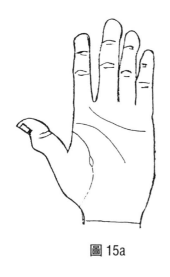

圖 15a

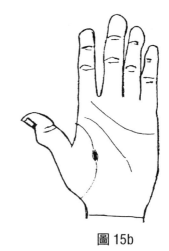

圖 15b

消化系統疾病：

（1）地紋中部有島紋，有胃和十二指腸潰瘍。若島紋顏色呈濃褐色，表示胃癌可能性大；若島紋呈圓形狀，要防痔瘡發生（圖15a、b）。

（2）地紋起端呈青、黑色，同時副生命體質線呈青色，提示胃腸功能不良，或說脾寒，不宜吃寒涼食物。

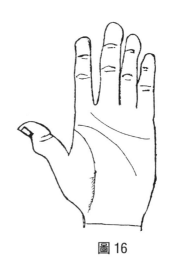

圖 16

（3）地紋整個呈鏈狀，提示終生消化功能弱。

（4）地紋下段橈側有許多向下的支線呈羽毛狀，提示有頑固性便秘（圖16）。

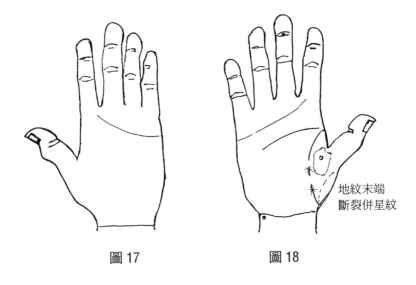

地紋末端
斷裂併星紋

圖17　　　　　　　圖18

（5）地紋線變寬、變淺，提示有慢性結腸炎（中醫說脾虛）。症狀為：大便次數增多，尤其是吃過寒涼油膩、辛辣的食物之後（圖17）。

（6）地紋下段暗黑色，中上段青色，尤其是小兒或長期生活在農村、牧區的人，提示體內有寄生蟲。

心、腦血管疾病：

（1）地紋過分深紅色，提示肝火盛，有高血壓傾向。

（2）地紋末端中斷者，要預防腦中風，尤其是斷裂處出現星紋、×紋等病理符號時，更要注意（圖18）。

（3）地紋如果明顯變寬、變窄、色淡（指最近），表明腦動脈硬化、腦血管痙攣、腦血栓形成、腦溢血危險大增。

（4）地紋呈蛇形，易患心肌梗塞。

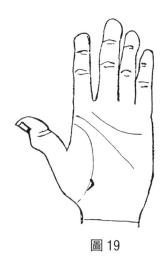

圖 19

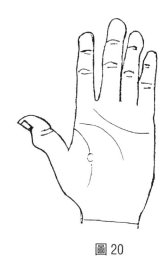

圖 20

（5）地紋末端有三角形紋者，晚年易患腦中風（圖19）。

（6）地紋中部有圓形島紋者，要預防出血性疾病，尤其是需要做手術的病人，要仔細觀看（圖20）。

（7）地紋呈紫紅色，提示有敗血症、性病，如梅毒。

泌尿系統疾病：

（1）地紋末端有障礙線，且小魚際處有網狀紋，示意腎虛，易患腎病（圖21）。

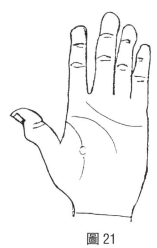

圖 21

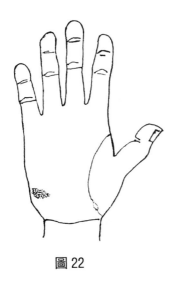

圖22

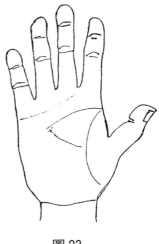

圖23

（2）地紋出現島紋，小魚際色青暗者，易患泌尿、生殖系統疾病（圖22）。

婦科疾病：

（1）地紋下段分叉出一支線，與人紋交叉，交叉處有星紋，示意生殖機能差，易流產或難產（圖23）。

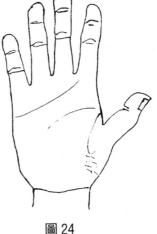

圖24

（2）地紋末端有樹根樣分枝及不規則亂雜紋的婦女，不孕比例高（圖24）。

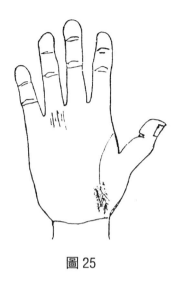

圖 25

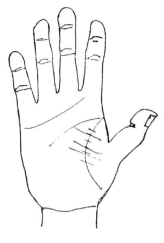

圖 26

神經、心理疾病：

（1）地紋末端周圍呈紫、深灰、黑色，有羽狀紋和多條太陽線，多神經質，易患失眠症（圖 25）。

（2）地紋中段有許多障礙紋，說明精神壓力大，睡眠差（圖 26）。

（3）地紋呈箭狀和羽狀紋，提示思慮過多，身體易疲勞困乏。

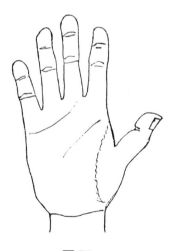

圖 27

（4）地紋呈繩狀，說明心理素質差，易緊張，有小病就非常緊張（圖 27）。

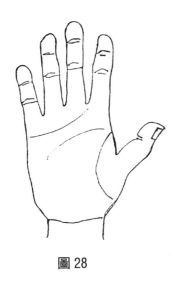
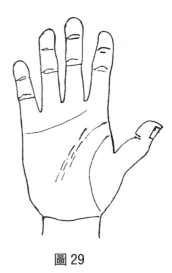

圖28   圖29

免疫系統疾病：

（1）地紋末端分成兩支，開口寬，易患風濕性關節炎（圖28）。

（2）地紋末端出現危重病理符號，如斷紋加星紋或×紋或有黑褐色斑點，表明機體會出現突發急危重病。關於這一點下面還會提到，在手診學習中遇到這樣的掌紋不必恐慌和過分緊張，可以求助醫生或到醫院進行必要的檢查。

2.觀近端橫紋線（以下簡稱人紋）診病

腦神經與精神系統疾病：

（1）人紋細弱不清楚，易出現頭痛、頭暈、健忘等腦神經系統障礙。

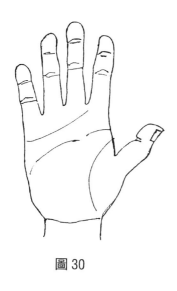

圖30

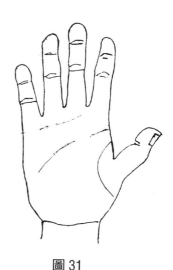

圖31

（2）人紋中斷或呈明顯交錯者，易患神經官能症（圖29）。

（3）人紋中斷又分兩種情況：人紋過長並有中斷，意味精神分裂發病率高（圖30），人紋中斷間隔較大，說明大腦功能受損、神經衰弱（圖31）。

（4）人紋與地紋之間在第四、五指的位置有

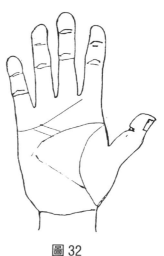

圖32

斜橋紋相連；不健康線又與地紋下段相交，這種情況易患高血壓或腦中風（圖32）。

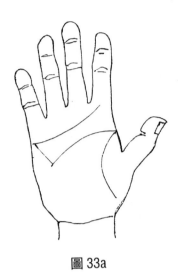

圖33a

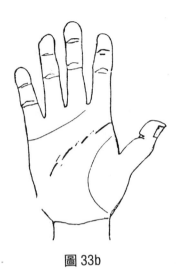

圖33b

（5）人紋與天紋末
端之間有斜橋紋相連，
表明心血管發病率高；
腦腫瘤患者亦出現這種
掌紋（圖33a）。

（6）人紋連續中斷
或斷斷續續，粗細不
一，顏色淺不清晰；表
明神經衰弱、腦動脈硬
化和腦出血（圖33b）。

（7）人紋末端出現
較大島形紋易患禿頭症
（圖34）。

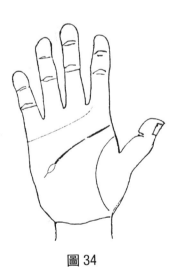

圖34

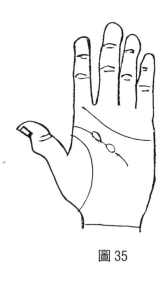

圖 35

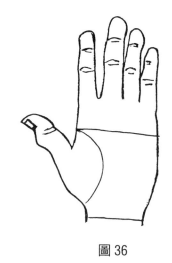

圖 36

（8）左手人紋近半段出現 2 個左右橢圓形島紋，提示父母有頭暈、頭痛症狀（圖 35）。

（9）天紋與人紋合二為一成通貫掌，有頭痛或偏頭痛傾向及高血壓（圖 36）。

（10）人紋起點位於地紋的近側，因而出現交叉，而且人紋向掌心下延伸，靠近地紋者，易患神經官能症和精神病（圖 37）。

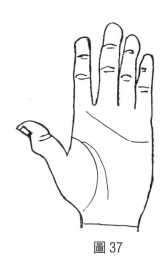

圖 37

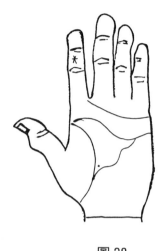

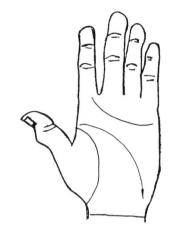

圖 38　　　　　　　　　　　圖 39

（11）人紋呈波浪者，神經系統調控能力差，精神不集中；如果食指第二節也出現星紋，易患精神分裂症；人紋若與不健康紋同時呈波浪者易患腦病（圖 38）。

（12）人紋長，至小魚際者，精神易緊張，心理素質不穩（圖 39）。

（13）人紋有部分鎖鏈者，易患神經官能症，性格缺乏韌性和耐心。

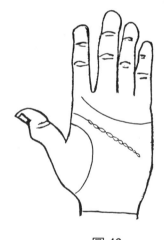

圖 40

（14）人紋全部呈鎖鏈狀，提示精神不振（圖 40）；上半部呈鎖鏈狀，近地紋者，易患精神分裂。

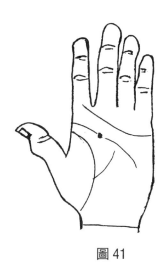

圖 41

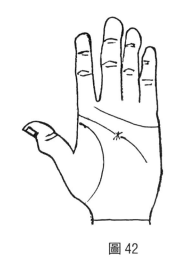

圖 42

（15）人紋出現黑斑點或黑斑塊（或暗紅斑），易患神經衰弱、腦血管病；如果地紋有分叉向上，是腦腫瘤病變信息（圖41）。

（16）人紋出現星紋，易患腦部疾患，如老年人患老年性痴呆（圖42）。

（17）人紋上有明顯的十字紋，即使很小，也提示心理不穩定、正氣不足、膽氣怯弱，易患恐懼症（圖43）。

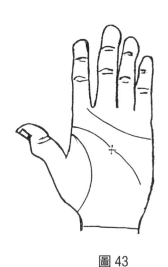

圖 43

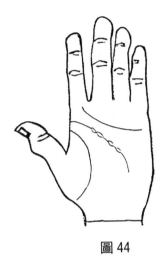

圖44

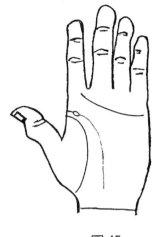

圖45

（18）人紋上出現一連串島紋，提示腦神經系統失調，思維游移不定，易患腦部腫瘤（圖44）。

（19）人紋起端有島紋，細小無力並下垂到地丘處（手掌根部稱地丘），易患精神病（圖45）。

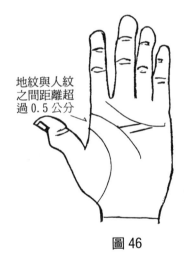

地紋與人紋之間距離超過0.5公分

圖46

心血管系統疾病：

（1）人紋與天紋之間有斜橋線。

（2）人紋與地紋起端分開大於0.5公分，易患心臟病（圖46）。

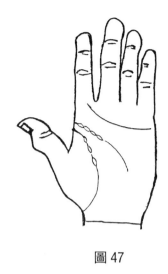
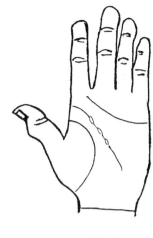

圖 47　　　　　　　　　　圖 48

呼吸系統疾病：

（1）人紋與地紋起端呈鏈狀，或人紋與地紋上出現許多小的魚形紋，提示幼年體弱，曾患呼吸系統疾病、肺結核、肺脾虛弱（圖47）。

（2）人紋呈鏈狀或有小而多的島紋，提示呼吸功能差。

（3）人紋與地紋相距 0.5 公分之間的人，心情易緊張、激動、急躁，易患哮喘、肌肉麻痺，而且患病時間長，病情易反覆。

消化系統疾病：

（1）人紋上出現 2～3 個島紋，提示有胃、十二指腸潰瘍。如島紋變成黑褐色，應考慮癌變（圖48）。

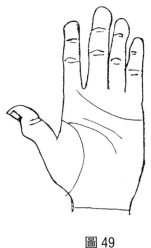

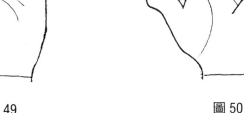

圖 49　　　　　　　　圖 50

（2）雙重人紋，一
條與地紋結合，另一條從
上掠過，易患膽結石（圖
49）。

（3）人紋末端有一
斜形紋橫擋住，易患膽
囊炎（圖50）。

（4）人紋短，色
淡，說明消化能力弱（圖
51）。

（5）人紋和地紋被
多條障礙線跨過，提示先
天性心臟病（圖52）。

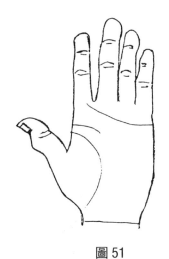

圖 51

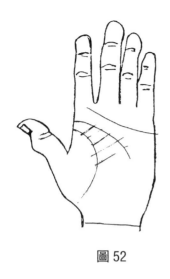

圖 52

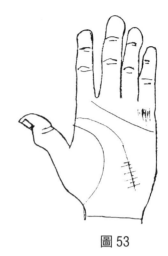

圖 53

泌尿系統疾病：

人紋向小魚際下延伸，中段被小障礙線切斷，並生出許多纖細紋線，易患膀胱炎、尿路感染。症狀是：腰酸、尿頻、尺脈弱（圖53）。

血液疾病：

（1）雪梨掌紋：人紋起端一直延長到掌邊，易患白血病或是先天性愚型（即智力低下）（圖54）。

（2）人紋呈青色，說明貧血、氣血不足。

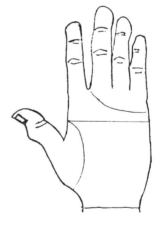

圖 54

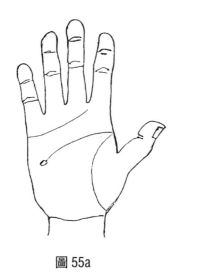
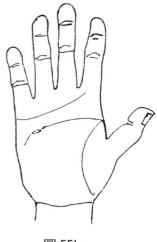

圖 55a　　　　　　　　圖 55b

五官科疾病：

（1）人紋短於標準，易患鼻炎、中耳炎、近視眼。

（2）人紋末端出現島紋易患眼病，如白內障、青光眼。

（3）在第四指區段人紋上出現島紋，應注意預防白內障（圖 55a、圖 55b）。

3.觀遠端橫紋線（以下簡稱天紋）診病

心血管疾病：

（1）鎖狀、鏈狀、寸斷、波浪紋，都提示先天性心臟病和風濕性心臟病，尤以左手天紋出現此紋明顯。

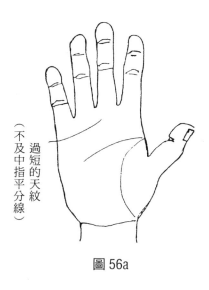

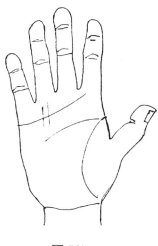

過短的天紋
（不及中指平分線）

圖 56a

圖 56b

（2）天紋短、不到中指者，易患先天和後天心臟病（圖56a）。

（3）天紋在第四指區被兩條短、直、粗的隨意線橫切，易患高血壓、動脈硬化、右心室肥大（圖56b）。

（4）第三、四指指根區段天紋斷裂，斷口較大，易患循環系統或呼吸系統疾病（圖57）。

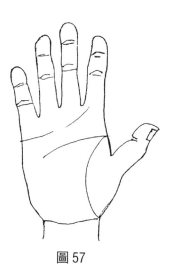

圖 57

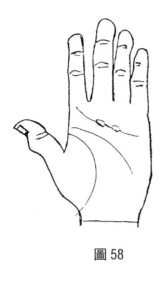

圖 58

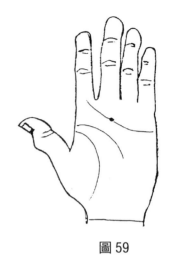

圖 59

（5）天紋上有島紋，易患心肌梗塞、靜脈瘤（圖58）。

（6）天紋上有黑斑點，提示心功能衰弱、心律失常（圖59）。

（7）天紋有多個小島紋，又出現縱切線，提示心血管疾病發病率高（圖60）。

（8）天紋變淺呈波浪紋，或呈絞絲線狀，提示心臟功能異常，如胸悶、氣虛等心血淤阻症

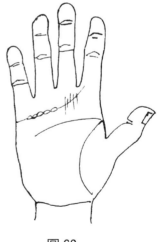

圖 60

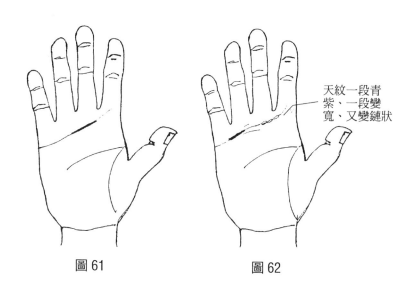

天紋一段青
紫、一段變
寬、又變鏈狀

圖 61　　　　　　　　　圖 62

狀。

（9）天紋中部變黑，並伴有胸痛，即冠心病症狀或心肌炎（圖61）。

（10）天紋有一段青紫，紋理零亂，變寬、又變鏈狀，提示易患高血壓、心臟病（圖62）。

腦神經系統疾病：

（1）在天紋小指區段發生斷裂，而且斷口偏大，提示易頭暈、頭痛（圖63）。

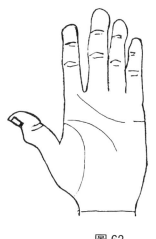

圖 63

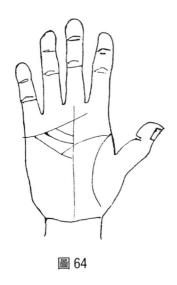

圖 64

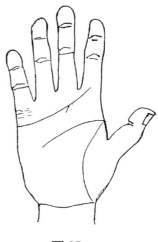

圖 65

（2）天紋起端有數根斜向掌心的褶紋，橫切天紋和掌中褶紋，這種障礙線愈多，則提示患神經官能症、神經衰弱、神經質的可能愈大（圖64）。

（3）天紋小指丘有許多細線，提示易患健忘症，精神難以集中、心理紊亂（圖65）。

泌尿、生殖系統疾病：

有兩條天紋的人易患腎病（圖66）。

消化系統疾病：

天紋呈灰色而乾燥，提示肝臟病變。

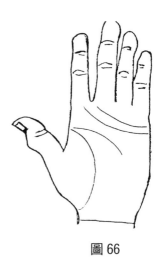

圖 66

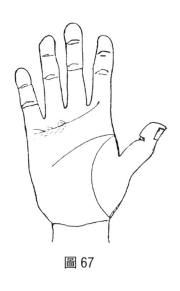

圖 67

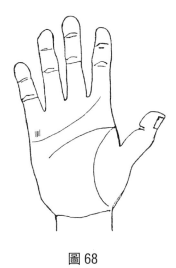

圖 68

呼吸系統疾病：

（1）天紋起始部呈魚刺狀，提示肺氣虛，易患慢性支氣管炎、肺結核（圖67）。

（2）起端天紋有短縱線者，提示呼吸功能減退，易患慢性咽炎、支氣管炎、肺癌（圖68）。

4.觀不健康線診病

（1）不健康線局部中斷，不清晰，提示胃腸功能弱（圖69）。

（2）此紋寸斷，表示消化功能差。

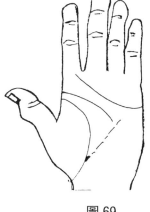

圖 69

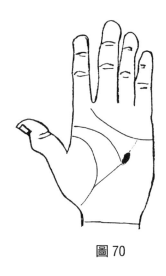

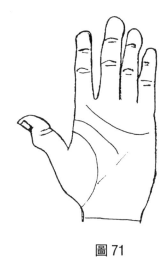

圖 70　　　　　　　　　　圖 71

（3）不健康線上有島紋，並由褐色變成黑色，這是癌
變信息（圖 70）。

（4）不健康線變模糊，或出現中斷，提示肝炎早期
（圖 71）。

（5）不健康線呈蛇狀，提
示肝損害由酒精所致，如同時伴
人紋寸斷者，提示消化系統疾
病；不健康線呈蛇狀的同時，食
指、無名指第二節較長，表明體
內缺鈣，或鈣吸收不好，提示骨
骼、牙齒早衰（圖 72）。

呼吸系統疾病：

（1）不健康線上出現異色

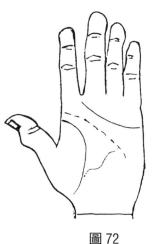

圖 72

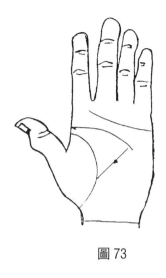

圖 73

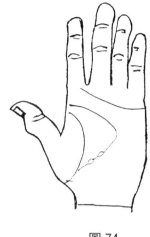

圖 74

斑點，是發燒前兆；紅色斑點，是急性病發作（圖 73）。

　（2）不健康線上有多而大的島紋，提示呼吸系統病變加重，易轉成慢性病（圖 74）。

　（3）不健康線近端有島紋或島紋附近有亂雜紋，提示易患呼吸系統疾病。

　（4）不健康線不清晰，天紋與人紋掌庭狹窄，提示易患支氣管感染或哮喘。

　（5）不健康線呈鏈狀，近天紋部出現島紋，手指甲呈貝殼狀，提示易患肺結核（圖75）。

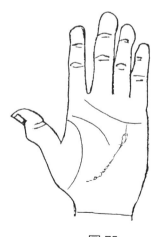

圖 75

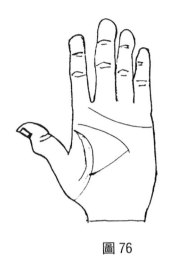
圖 76

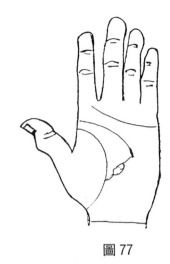
圖 77

心血管疾病：

（1）不健康線細而黑，並且穿越地紋，提示心功能衰弱（圖 76）。

（2）不健康線接觸地紋時，心血管病可能發生。

（3）該紋與天紋有交叉點，交叉點呈紅色，極易患心臟病。

（4）該紋呈蛇行狀並與地紋重疊，重疊處有紅色斑點，患心臟病者多。

（5）不健康線與人紋交叉且有島紋，提示患神經官能症（圖 77）。

不健康線與其他疾病：

（1）該線細長，而且其下段有中斷者，提示宮寒易痛

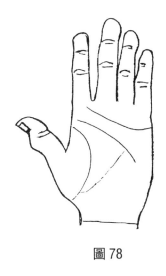

圖 78

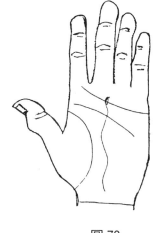

圖 79

經（圖 78）。

（2）該線在月丘處伴有眾多細亂紋，說明生活不規律、體力、精力不足。

（3）不健康線寸斷，且三大主線細弱，是機體衰弱的表現。

5. 觀掌中褶診病

（1）波浪狀或蛇狀紋提示精神勞累（圖 79）。

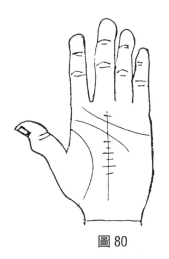

圖 80

（2）眾多障礙線橫切掌中褶，提示神經質，或意味著機體患有慢性病（圖 80）。

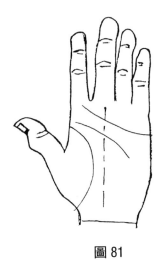

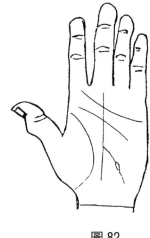

圖 81 圖 82

（3）掌中褶寸斷、細小，提示身體被慢性病困擾，不易恢復（圖 81）。

（4）掌中褶中部有分枝伸向小魚際處，且分枝上有島紋，提示神經衰弱（圖 82）。

（5）掌中褶從小魚際起斜向食指，終止於天紋，多因生活不規律而損傷身體（圖 83）。

（6）掌中褶起端呈羽毛狀，對女性來講易致不孕症（圖 84）。

6. 體弱者掌紋的特徵

（1）凡三大掌紋（指地紋、人紋、天紋）細弱不清者，均表明體質差。

（2）天紋起端有箭羽者，表明體力不足。

（3）地紋弧度小，地紋比人紋、天紋還細，說明健康

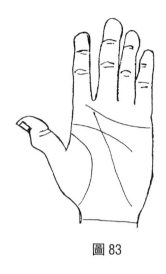

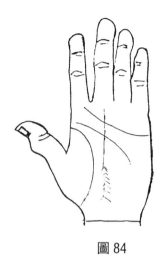

圖 83　　　　　　　　　　　圖 84

差。

（4）左手地紋呈長串珠樣紋，是身體素質不佳的表現。

（5）小兒地紋呈鎖鏈狀，其上有星紋者，提示先天不足、體質較弱。

（6）地紋橈側和人紋近心側上均有單側羽毛狀紋，提示體能弱，缺乏耐力，易疲勞。

（7）地紋附近有明顯十字紋或星紋，說明體弱。

（8）地紋末端有箭尾樣支線，說明思慮過度、氣力不足。

（9）地紋呈斷斷續續，提示體弱，並有慢性病。

（10）人紋過短，說明精力不足、懶散。

（11）人紋寸斷，說明心理緊張致神經衰弱。

（12）兩條平行的不健康紋，其中一條與地紋末端接

觸，說明體質衰弱。

（13）不健康線在小魚際處形成多條平行、寸斷或有小亂紋，表明體弱。

（14）掌中褶貼附在地紋中末端上行，提示心智、體力發育遲緩。

（15）掌中褶從小魚際區斜向至食指指根處，揭示因生活不規律損害身體健康。

（16）寸斷、多重的金星線，提示先天腎氣不足。

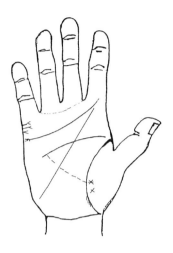

圖85

（17）性線散亂或分叉、不清、顏色清白，小指短，大魚際面積小，表明腎氣不足，體質弱，男、女均易患不孕症（圖85）。

（18）不健康線柔弱、寸斷，揭示體質差。

7. 心理性格不健全者的掌紋

（1）地紋末端有箭尾樣分枝線。

（2）人紋寸斷，提示心理緊張。

（3）掌中褶貼附在地紋中上段上行，提示性格保守、依賴性強。

（4）兩手掌中褶（命運線）均有星紋，月丘上亦有星紋者，提示情感不穩，易產生悲觀情緒。

（5）命運線從震位斜向離位，說明此人肝火旺盛，易暴怒，體力、精力反而無持久性。

（6）天紋的小指區有多條細線橫切，提示有健忘症，並伴有心理狀態紊亂，精神難以集中。

（7）地紋與人紋出現肉叉紋，提示心理狀態不穩定，做事三心二意，同時易疲勞。

（8）天紋寸斷、鎖鏈狀，提示處事優柔寡斷或見異思遷。

（9）地紋呈繩狀，提示心理狀態不穩，尤其在公眾場合，表現膽怯、靦腆，對疾病表現過敏，小病大養。

（10）天紋上有明顯十字紋，即使很小，表明心理不穩定、膽怯、意志力薄弱、恐懼、不安等。

第四節　觀察掌色診病

一、掌色診病的概念

什麼是掌色診病？就是利用內臟與掌色對應圖，再依據相應掌區的顏色、形態變化來診斷疾病和了解機體健康狀況的方法。這是手診中最重要的方法。掌色診病的可操性，解決了以往中醫診病病因定位不清的概念。如一個病人，中醫診斷為脾虛，但中醫的「脾」往往包括解剖學上的大腸、小腸，而掌色診病卻可以較確切地診斷出病人的病變是在小腸還是在大腸的某一部位。

二、掌色的分類及生理意義

手診中最重要最難掌握的就是掌色診病。掌色診病嚴格地說是由氣、色、形態三部分構成的。其中「氣」最難掌

握。「形」即掌上細微的凹凸變化，也須長期實踐才可運用。所以相對來講，望「色」，即掌上的紅、白、黑、黃色較直觀、好理解。色是氣、色、形態三者中最具體的核心部分。

1. 望　氣

這裡指體內的臟腑元氣，如肺氣、腎氣、肝氣，也包括經絡之氣。具體地說在手診中就是觀察手掌、手背皮膚的光澤。皮膚明亮有光澤稱之為有「氣」，晦暗枯槁者稱之為無「氣」。

在臨床工作中常見到一些危重病人，如癌症的晚期病人都無「氣」，表現在手上即晦暗枯槁。故有「氣」者，經絡氣血通暢，即便患病亦能儘快恢復；無「氣」者，即使是臨床上症狀不重或不明顯，癒後亦不好。

我曾診過一個病人，掌色慘白且晦暗，掌上散布一些暗褐色斑點，診斷：健康狀態極差。不久，患大病，診後患者補充病史，自感身體非常難受，生活不規律，有不良嗜好（包括曾吸過毒）。生活規律才可保持健康。正如古人云：「夫光明潤澤者，氣也，有血氣即潤澤，有潤澤即有光明也。」氣色鮮明、光潤，病輕、易治，身體可康復；反之晦暗，病重，身體康復希望不大。

2. 望　色

望色的概念是根據手掌上不同部位的顏色及其變化來診斷身體的健康狀況或疾病情況。顏色指手心、手背出現的紅、白、黃、黑等色。在手診中一定要先分清何為健康之色

（即常色）、何為病色。

（1）健康色（以漢族人為例）

手掌呈淡紅或粉紅色，且明潤光澤。掌色多受飲食、氣候、運動等因素的影響。例如酒後掌色發紅。手診可參考的標準：以中指兩側面顏色為參照值，這個地方不易受氣候等因素影響。古人云：「望診之法有天道之殊，有人事之變，所以欲知病色，必先知常色，及常色之變。」

（2）病色

凡不屬於健康之色的就是病色。五色主病，五色指白、紅、青、黑、黃。五色代表不同臟腑的病變。《靈樞五色篇》中認為，五色含五臟，「青色」代表肝膽，「赤色」代表心，「白色」代表肺，「黃色」代表脾，「黑色」代表腎。其次，五色代表不同性質的病症，簡述如下：

【白色】：

表明寒症、虛症、炎症。

①寒症：指脾寒、風寒等症。在手診圖上脾區白色為吃寒冷食物致脾胃不適、腹瀉。這裡的脾指人的大、小腸。

②虛症：這裡又分失血造成的「血虛」和正氣消耗造成的「陰氣虛」。手診中又分全掌白色還是某一臟器白色，如在腎區呈現白色，提示腎臟病變、腎陽虛，故病人怕冷、尿頻、抵抗力差；全掌色發白，包括指甲變白，提示貧血，如術後造成的貧血。

③炎症：在手掌上某一區域出現白色或白斑，表明某一臟器出現感染，如在肺區出現白點，意味著肺部出現炎症。

有時手上出現白色還提示機體出現疼痛症狀，如在胃區出現白色斑點，提示胃痛，這種疼痛與受涼有關。

【黃色】：

表明濕症、虛症。

①濕症：黃色還代表消化功能，如肝、膽功能。濕症是中醫的一個概念，如肝炎就是濕症的一種；腸功能失調、倦怠、腹脹、無食慾是濕症的又一表現。機體患了慢性病，手掌就會出現黃色或黃繭，如在胃區出現黃繭提示有慢性胃疼。

②虛症：前面提到肝炎屬於濕症，但急性肝炎（黃疸性）者的皮膚、手、鞏膜均會出現黃色；慢性肝炎表現不太明顯，但在手診上仍可看肝區淡黃、晦暗，反映機體虛弱。

【紅色】：

亦稱赤色。依其程度不同又分為：淺紅、深紅、鮮紅、暗紅、棕紅、紫紅。這些深淺不一的顏色反映著機體病理情況不一樣，如發燒、炎症、機體器官細胞出血損傷、血液運行不通暢等，同時它也反映機體的恢復狀況。

①淺紅色：機體發低熱、臟器功能弱、發病的初級階段，均在手掌相應位置出現淺紅色。如在心臟區出現淺紅色，提示心功能差。

②深紅色：病重，如在肺區表示肺部感染重。

③鮮紅色：表示臟器正在出血。如在胃區出現鮮紅斑點，多提示胃出血；如在肝區，大、小魚際出現的小斑點，顏色暗一些，稱「朱砂痣」，這是肝硬化病人的特殊掌色；手掌出現多個針尖大小的紅點，分散，用筆尖壓之就無色，鬆手又出現，這通常是血管瘤。

④暗紅色：提示患病時間較長，或有既往病史，還表示機體受傷（包括手術）傷口癒合情況。

⑤棕紅色：表示手術切口的癒合情況。

⑥紫紅色：表示血液循環淤滯，但程度較輕。

【青色】：

反映肝的調節情況，這包括血液淤滯、腦神經系統受到刺激等症狀，如在小兒出現驚厥、抽搐等。亦反映機體的疼痛程度。

①肝的調節能力：當人的情緒不好又發泄不出來時，肝區出現青色；當血液流通不暢，也出現青色。另外，在腦區出現青色表示腦血栓形成；在心臟區表示心肌缺血，有胸悶氣短等症狀。

②表示疼痛：如在膝關節、腰區出現青色，表示這些器官因受涼引起疼痛和功能障礙。

【黑色】：

①表示曾患過疾病。

②腫瘤病變的信息。關於這一點需要說明的是，當在手掌上發現若干個黑褐色斑點時不要輕易下結論，要綜合其他手診信息和臨床各項檢查，才可以做出診斷，不要增加病人不必要的心理負擔。

③表示生理性衰老。多半有手背上出現褐色斑點。中醫認為腎主黑色，而中醫的腎實際包括神經———內分泌功能，故機體功能衰弱時，手上出現黑褐色斑點。

三、掌色對疾病的預測

要想準確地透過掌色預測疾病，需在長期實踐中總結經驗，這裡介紹一些基本原則。

1. 病色與善色

前文曾提到不是健康之色皆為病色。但如果手掌上出現病色，還需進一步觀察一下是否為「善色」。何為善色？以五色來論，如表現明潤、含蓄為「善色」，而晦暗、暴露為「惡色」。出現善色說明臟腑雖病，但氣血未衰，還可調節，預後好；如出現惡色則臟腑損害已不可挽救，預後多凶。有的人會問，如果手掌出現相混的幾種顏色，怎麼預測？一般來講，在臟腑區同時出現青、赤色，如在肝區，這是正常的病理表現，按中醫說法是相生關係，預後較好。有這種交錯相生顏色的，還有赤黃、黃白、白黑、黑青。

但如果某一臟區出現相剋顏色，則表明病情重，預後多不良，如腎區出現黑赤，表明腎功能有損害，多半出現血尿、蛋白尿等症狀。

2. 望形態診病

何為形態？這裡是指氣、色在手掌上顯露的視覺形象和狀態。通俗地講就是，手掌上的紋線、皮膚有無凸起或者凹陷，手上的小靜脈或小色斑點有無疏密區別等。由形態變化再結合氣、色，就可以更準確地診斷疾病了。

形態的變化有許多細微分類，這裡重點介紹凸、凹，疏、淡與濃、密形態的變化及所代表的生理病理意義。

凸：指手診區內較周圍皮膚凸起的點狀、斑狀的形態。

【病理意義】：

①表明某個臟器患病時間較長，如在胃區出現黃繭樣凸起，說明胃病時間較長。

②機體炎症的反映，如在咽喉區有紅、白相間的顏色，同時皮膚凸起，提示咽喉有炎症。

③提供機體患有惡性病變的信息，這裡指腫瘤。表現為凸起，中間略呈尖形，色淡黃，邊緣不規則，還有咖啡色，這多是腫瘤或癌症的信息。

④表明臟器切除標記。

凹：手診區域中較周圍皮膚凹陷的點狀、斑狀的形態。

但在某些情況下，臟器切除後不凹陷，反而凸起。

【病理意義】：

①表示臟器功能萎縮。

②氣血不足。

③手術切除某臟器的信息。

疏淡：指手上的氣、色形態淺、稀少。

【病理意義】：表明氣、血虧或不足，機體在恢復狀態。

濃密：手上的氣、色、形態色重、密度大，手掌上的淺靜脈扭曲、膨大。

【病理意義】：

病情加重，或病情較重，也就是中醫所說的「邪氣盛，病在裡」。

望診中的氣、色、形態，是手診中較難掌握的，須多實踐，多總結。古人云：「氣、色之道精深，不容率意；臟腑之情蘊奧，安可粗心。」這是我們須牢牢銘記的。

四、手掌全息圖臟器分布說明

手掌全息圖是（圖 1a、b）在臨床上實踐與研究的基礎

上，總結同道的一些成果繪製而成的，提供給大家在實踐中參考。

1. 心血管反映區

（1）大魚際處，中央 2／3 區。

（2）虎口區近橈側。

2. 腦血管、神經區

（1）中指第三指節及指根部，頭（腦幹），橈側高血壓區，尺側低血壓區。

（2）食指第三指節（掌面），橈側失眠區，尺側多夢區。

（3）拇指第一指節（掌面）。

（4）手掌尺側兌位與乾位之間，大約等於第二火星丘位置。

3. 內分泌區

（1）甲狀腺區在拇指一二指節處靠橈側，食道區在尺側。

（2）糖尿病 I 區，在虎口區偏地紋線處起端。

（3）糖尿病 II 區，屬小魚際處，與小指和環指之間垂線相交，鄰近血淤區。

（4）腎上腺區、第二腎區，在小指的掌指關節處，偏內側。

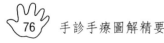

4.消化系統

（1）肝膽系統

①天紋在食指根部為肝情緒區。

②人紋與地紋起端夾角處為肝膽主要分布（與西醫解剖、生理相一致）區。

③小指與環指之間垂線與人紋交點處下緣為膽結石區。

（2）胃、十二指腸區

①人紋起端處。

②手掌正中，中軸線上。

（3）食道區

在胃區上邊（正中胃區）。

（4）大、小腸

①胃區（正中）下處。

②近坤位：結腸。

③近乾位：降結腸部分。

（5）肛門區

主要在腕部正中及拇指掌側指尖部。

（6）闌尾區

在兌位近乾位交界處。

（7）胰腺區

在十二指腸下面，膽結石區旁側。

5.肺、氣管區（包括咽部）

（1）肺、氣管在環指與小指區（一部分）下部。

（2）大魚際，心血管區外側部。

（3）兌位一部分。

（4）咽區

①食道區上部。

②大拇指掌指關節處，正中偏下一點。

6. 泌尿系統（包括女性乳腺區）

中指垂線在手掌1／4處兩側為腎臟區：小指第三指節區為腎臟第二分區；輸尿管與膀胱均在腎附近。

男、女生殖區有兩處，手腕正中上1／5處及小魚際下1／3處，為第一生殖區（最主要的）；第二處在小指根部性線區，又稱水星丘。

女性乳腺區：

①環指正下面與天紋交界處。

②心肌供血區外上側。

7. 脊柱、四肢區

（1）脊柱在手背中指軸線上第三掌骨這一區域（頸、胸、腰、骶、椎）。

（2）腰

①第三掌骨（背側近腕骨處）。

②大魚際近腕部，地紋的近尾端。

③兌位與坤位交界、天紋起端部分。

（3）肩區、胸椎

肩區在食指根部偏橈側（掌面）。胸椎，手背中指脊柱區，頸椎下面，大魚際最外側。

（4）頸椎區

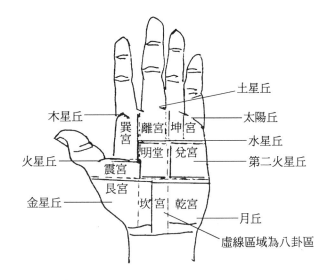

圖86　九星八卦合一圖

大拇指：

①第二指骨橈側。

②手背第三掌指關節相交處區域。

五、掌丘診斷疾病

手掌按生理解剖學劃分為：大魚際區、虎口區、掌心區和指間區。中國古代按易經八卦（後天）把手掌分幾個區；而日本等國的膚紋學家參照天文學上的九個星體把手掌分為九個星宿區，這兩者都是為了說明內臟與疾病在手上的對應關係。這兩種方法有的部分有區別，但也有重疊的部分。下面我用圖示來表示並用對照的方法介紹它們所代表的病理意義（圖86）。中國的八卦與外國的九星丘之對比關係：

1. 艮宮 +1／2 坎宮 = 金星丘

【病理意義】：

（1）代表呼吸功能、消化功能及生殖功能異常。

（2）代表一部分遺傳問題及精神、心理異常。

2. 震宮 = 第一火星丘

【病理意義】：

（1）心腦供血不足。

（2）內分泌機能失調。

3. 巽宮 = 木星丘

【病理意義】：

（1）胃、十二指腸病變。

（2）肝膽的調節生理功能，如膽的病變、情緒好壞及精力充沛與否。

4. 離宮 = 土星丘

【病理意義】：

（1）腦血管病變。

（2）心臟供血不足。

（3）鼻、牙齒病變。

5. 後1／2坤宮 = 水星丘

【病理意義】：

（1）大腸功能異常。

（2）泌尿和生殖機能弱。

（3）反映眼科疾病。

6. 前1／2坤宮＝太陽丘

【病理意義】：

（1）精神心理狀態異常，如神經衰弱。

（2）反映乳腺疾病。

7. 兌宮＝第二火星丘

【病理意義】：

（1）呼吸功能差。

（2）腦血管病。

（3）肝、腸功能不好。

8. 乾宮 +1／2坎宮＝月丘

【病理意義】：

（1）泌尿、生殖疾病。

（2）消化功能，指大腸。

（3）內分泌與心理異常。

9. 明堂＝火星平原

【病理意義】：

表示心血管疾病和心理狀況。

有人問，在手診中是採用全息圖還是採用九宮八卦九星圖做診斷標準呢？我認為，用九宮八卦九星圖診病還只是一個大致的結論，而全息圖則診斷得較為清楚細緻。

六、手診的基本方法和注意事項

一般手診時間最好選在早晨或上午，在自然光下，並且病人和醫生雙方都要心境平和、專心致志，否則，診斷會不準確。

手診時，被診者雙手平放在桌上，手背下最好墊一個小診包，手自然伸展到半伸程度掌紋氣色方可顯露出來。

初學者在診斷過程中要逐步學會全面考慮問題，不要僅看到一點、一線就下結論。應按手診圖逐一檢查，並結合西醫檢查作參考。這樣就可大大提高手診的準確性。

有一首古詩可作為廣大手診實踐者的座右銘：

- 望色需要神定靜，望色尚需氣息勻；
- 更等伊人心志定，聆聽察理論精神。

第三章　常見疾病的診斷

第一節　心血管系統疾病

一、冠心病

【症狀】：
胸悶、胸疼痛、心悸出冷汗。

【手診特點】：

1. 大魚際心臟區有青紫色或鮮紅色、褐色、黑色斑點。
2. 天紋與人紋之間有斜橋紋。
3. 大拇指指甲增厚、變黃（圖87）。
4. 皮膚有凸起的疣狀點。

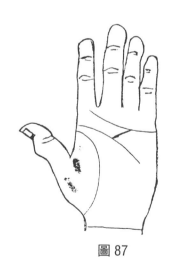

圖87

二、先天性心臟病

1. 天紋斷裂或鎖鏈狀。

2. 天紋被許多短的縱切障礙線穿過。

3. 天紋線不清晰，或波浪狀。

4. 手掌小靜脈浮露，大魚際區飽滿。

5. 杵狀指（圖88）。

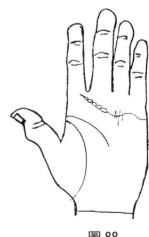

圖88

三、風濕性心臟病

1. 大魚際風濕區青色。

2. 心臟區二尖瓣區有暗青色斑點。

3. 斜橋紋在天紋與人紋之間出現。

四、心律不齊

1. 心臟區呈紅色。

2. 心律區青、暗色或紅色，紅色代表心動過速，青紫色代表心動過緩。

3. 心臟區小靜脈曲張，說明心臟傳導阻滯、心肌供血不足。

4. 天紋與人紋有障礙線相連。

第二節　腦血管及腦神經系統疾病

一、高血壓病

1. 高血壓區暗紅、白色、黃色，有凸起斑點。
2. 三大主掌紋幹紅色。
3. 木星丘紅色。
4. 陽谿穴壓痛明顯。

二、低血壓病

1. 全手掌色蒼白。
2. 低血壓區有白斑點。
3. 指甲蒼白。

三、腦血栓

1. 第一腦血管區有邊緣不規則、色澤較深的暗青色淤斑。
2. 常伴有高血脂、高血黏稠度手徵。
3. 第二頭腦區顏色非常鮮紅，並伴有手指麻、頭暈等症狀。

四、腦溢血

1. 第一腦血管區邊緣更不規則、斑點色更重、鮮紅者為將要或已經出血。
2. 三大掌紋出現褐色斑點，壓之不褪色，說明腦出血。

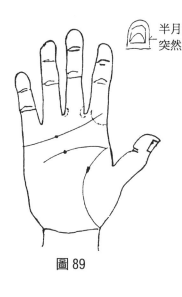

半月弧
突然增大

圖 89

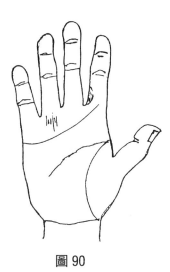

圖 90

3. 食指根掌丘深紅色。

4. 拇指半月弧近期突然增大，超過指甲長 1／3（圖 89）。

五、神經衰弱

1. 人紋線淡，不清楚。

2. 環指下太陽丘有縱紋。

3. 頭區、失眠區有白點（圖 90）。

六、神經血管性頭痛

1. 頭區小靜脈青色禿凸起。

2. 手型短粗、變硬。

3. 人紋呈斷續狀，或人紋連續呈島紋鏈（圖 91）。

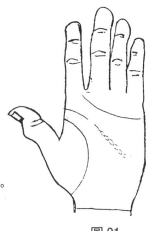

圖 91

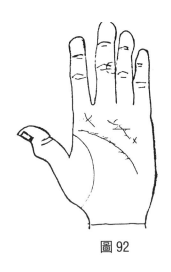

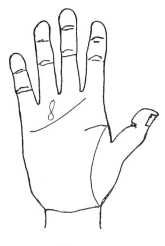

圖 92　　　　　　　　圖 93

七、頭暈（眩暈）症

1. 掌紋亂細。

2. 頭暈區暗色，或有黃褐色老繭在中指第二指中部（圖 92）。

八、癲癇

1. 人紋短小，一般不超過掌中線。

2. 腦部多有外傷史。

3. 太陽丘下部有 8 字紋（圖 93）。

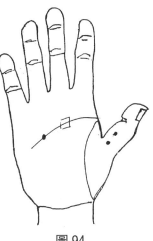

圖 94

九、腦損傷（外源性）綜合症

指大腦受外界如暴力、化學物質損害致腦功能下降。

1. 人紋多有外傷標記。

2. 人紋及頭頸區有黑褐斑點（圖 94）。

第三節　內分泌系統疾病

一、糖尿病

1. 大魚際紋的支線伸到小魚際區。

2. 小魚際區有網格子紋。

3. 糖尿病 II 區有淤斑。

【病例介紹】：

患者糖尿病 20 年，血糖 20 個單位，尿糖（＋＋＋）（正常人：血糖 6 個單位，無尿糖或陰性）。

【手診特點】：

1. 左手太陽紋上出現菱形紋，表示精神壓力大。

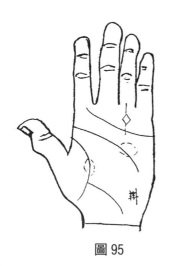

圖 95

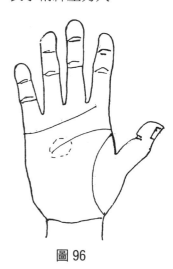

圖 96

2. 左手掌地紋中段有紅斑，這正是胰腺區。

3. 右手全息胰腺區有暗紅色斑塊（圖 95、96）。

二、甲狀腺機能亢進

1. 天紋與人紋之間有 # 紋，在食道區尺側。

2. 不健康線較深。

3. 人紋與地紋起端有較大島紋。

4. 離位有紅色凸起，坎位有蒼白凹陷。

5. 手掌多汗。

6. 人紋與地紋起端相距超過 0.5 公分（圖 97）。

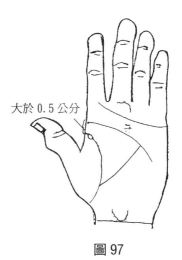

大於 0.5 公分

圖 97

7. 大拇指第二節橈側有斑點或視覺凸起的疣狀物。

【病例介紹】：

29 歲女士，病史 3 年。

【手診特點】：

1. 右手掌甲狀腺區有「∩」形紋，紋中有斑點。

2. 左手掌地紋上 1／3 有島紋。

3. 右手掌肝穴 3 有壓痛，手背、腰穴有壓痛（圖 98）。

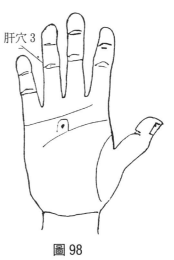

肝穴 3

圖 98

三、內分泌紊亂致特發性閉經

這種病例歸為內分泌系統較能說明病因。

1. 性線短或彎曲。

2. 生殖區視覺飽滿凸起或萎縮晦暗。

3. 大多用過黃體酮造成人工月經，停藥後正常月經不能維持（圖99）。

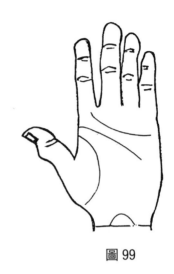

圖99

第四節　消化系統疾病

一、食道炎

【症狀】：

喜食熱、燙食物，吃飯快。

【手診特點】：

1. 食道區有「＃」字紋。

2. 有深紅色或黃繭樣凸起（圖100）。

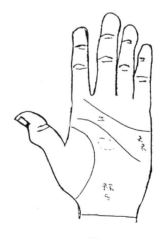

圖100

二、食道息肉

【症狀】：

吃飯常嗆咳。

【手診特點】：

食道區有暗青色斑點（圖101）。

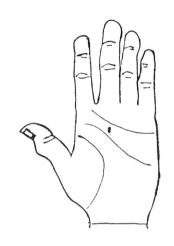

圖101

三、胃病

1. 胃區凹陷、白色是胃寒。

2. 胃區紅、白相間是胃脹；鮮紅色是胃疼。

3. 咖啡色，有胃出血病史。

4. 胃區凹隱、暗青，有萎縮性胃炎。

5. 艮位紋理散亂，皮膚粗糙，有橢圓形暗紅斑，是胃腸功能差；若暗紅色明顯，即胃病症狀明顯。

6. 中指根甲根部有紅塊，有細條紋凸起。

7. 人紋寸斷，不健康紋明顯。

8. 人紋與地紋均有障礙線通過。

9. 掌心有細亂紋（圖102a、b）。

【病例介紹】：

這是一位患食道炎、胃炎、慢性結腸炎的消化道複雜疾病的病人，曾多次做胃鏡、結腸鏡。

【手診特點】：

左手胃區凹陷，有紅、白相間斑點；下腹部結腸區有深

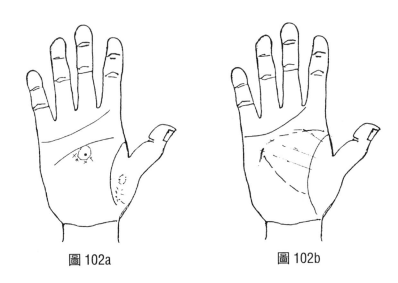

圖 102a　　　　　　　　圖 102b

紅色斑點，且有亂紋，食道區有炎性紋（圖 100）。

四、胃和十二指腸潰瘍併婦科病

1. 大魚際區有較深褶折，在艮宮與震宮之間。

2. 十二指腸區有白色斑點。

3. 胃區有暗色凸起，說明有潰瘍病史。

【手診特點】：

1. 子宮卵巢區有凹陷。提示手術切除。

2. 胃區有呈不規則暗斑，且有褶折紋，表明有陳舊性胃潰瘍。

3. 左手掌肝區尤其是肝左葉有針尖大小黑點，且整個肝區（雙手）呈灰色，說明肝功能差。右手掌膽囊區有×紋，紋中有深暗紅色斑點，略呈青色（圖 103a、b），提示膽囊息肉。

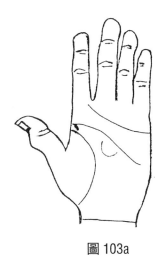

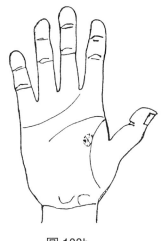

圖 103a   圖 103b

五、膽囊炎與膽結石

1. 膽囊區（主要區）
有深紅色或白色斑點。

2. 膽結石區有沙石狀
紅白相間凸起。

3. 肝穴 3 有壓痛（圖
104）。

【病歷介紹】：

經 B 超證實病人患膽
結石（充滿型）伴慢性胃
炎。

【手診特點】：

掌色乾紅；左手木星

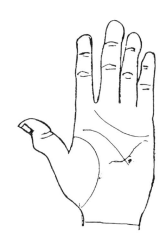

圖 104

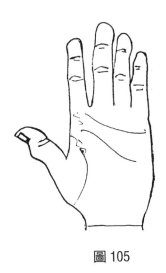

圖 105

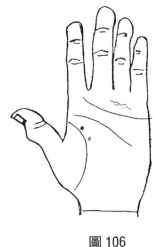

圖 106

丘有兩個不對稱三角紋，地紋起端有菱形紋和半個島紋；膽
結石區有不規則的紅色網狀紅斑點（圖105）。

六、膽囊息肉與肝囊腫

這種在膽囊內及肝表面生
長的贅生物，在膽稱息肉，在
肝稱囊腫，易癌變。

【手診特點】：

肝區和膽囊區有暗紅色或
暗色斑點，膽囊息肉在膽結石
區往往有⊗形紋，表明合併炎
症。肝囊腫患者在太陽丘左右
出現島紋（圖106、107）。

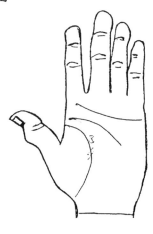

圖 107

七、肝炎

急性肝炎：

1. 全身症狀：鞏膜、身、手橘黃。

2. 肝區青暗色或紅中帶白。

慢性肝炎：

1. 手掌肝區有暗紅色或紫紅色斑點。

2. 手掌灰黑色，皮膚乾燥。

3. 三大掌紋中段有明顯鋸齒狀。

4. 第二三指區出現晦暗色。

5. 肝穴上有壓痛（圖108）。

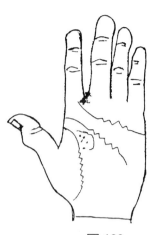

圖108

八、肝硬化

1. 大、小魚際有暗紅色或紫色淤斑。

2. 無名指出現紫紅色。

3. 肝區小淺靜脈曲張。

4. 肝、腎、脾、生殖區白色平滑一片（圖109）。

5. 肝穴3有壓痛。

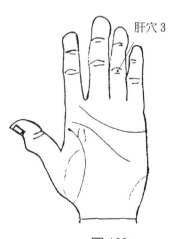

肝穴3

圖109

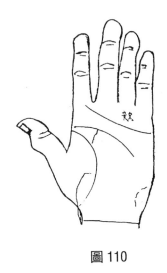
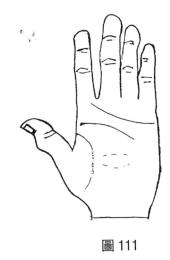

圖 110　　　　　　　　圖 111

九、脂肪肝

1. 在肝區有青、紅、白點相間。
2. 全掌紅、白相間（圖 110）。
3. 太陽丘處有「米」字型紋。

十、小腸炎

1. 小腸區有鏈狀或斷裂紋。
2. 小腸區紅、白相間（圖 111）。

十一、慢性結腸炎

1. 結腸區有亂紋，如米紋、菱形紋。
2. 第二結腸區青暗色。
3. 結腸區有深紅色斑（圖 112）。

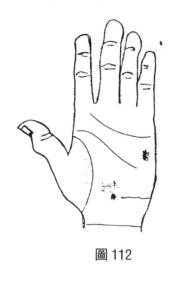

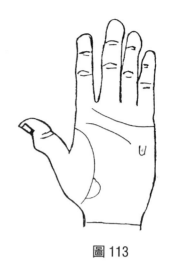

圖 112　　　　　　　　　　　圖 113

4. 大魚際橈側暗青色，小魚際區有橫行紋。

【病例介紹】：

　　患者男性，結腸炎 10 年。左手結腸區有口袋樣紋，內套方形紋；地紋下 1／3 結腸區出現「∪」紋（圖 113）。

十二、頑固性便秘

　　1. 掌色乾紅，2～5 指掌側青筋暴露。

　　2. 地紋下端有許多偏側的小分支。

　　3. 手背食、中指連接處有壓痛。

　　4. 脾區呈凹陷狀（圖 114）。

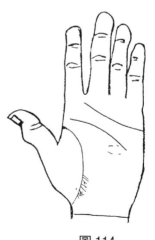

圖 114

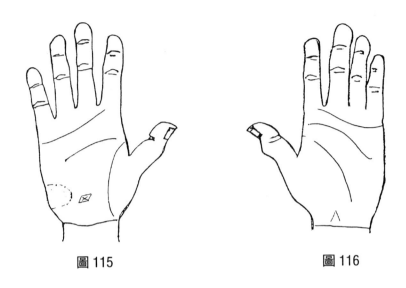

圖 115　　　　　　　　圖 116

十三、闌尾炎

闌尾區有線狀紋或紅、白相間的斑點，術後腸黏連患者大腸區有長方塊紋（圖 115）。

十四、痔瘡

1. 直腸區有「∧」紋。

2. 拇指尖端掌側青紫色或黃色（圖 116）。

第五節　呼吸系統疾病

一、上呼吸道感染（流感、感冒）

1. 各種感冒均有金星紋寸斷。

2.大魚際、脾、胃區色暗青。

3.肺區有紅斑或菱形紋。

4. 地紋與人紋形成「A」字紋。

5.鼻區、支氣管區、肺區有白色斑點和亂紋（圖117）。

二、慢性咽炎

1.第二咽喉區有深紅色凸起。

2.第一咽喉區有黃色繭樣改變。

3.第四指甲上端深紅。

4.重者天紋在肺區段有連續島紋。

三、過敏性鼻炎（慢性）

1.金星紋寸斷。

2.鼻區有黃繭樣皮膚斑凸起。

3. 人紋與地紋形成「A」字紋（圖118）。

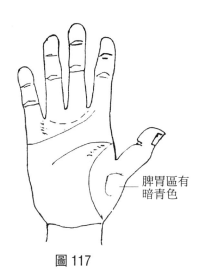

脾胃區有暗青色

圖 117

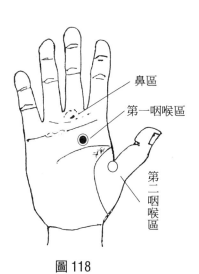

鼻區

第一咽喉區

第二咽喉區

圖 118

四、慢性支氣管炎

1. 支氣管區有長短不一
紋。

2. 支氣管區有深紅色斑點
或白中帶黃色凸起斑塊，環指
甲上有橫溝（圖119）。

五、支氣管擴張

1. 支氣管區有黑褐斑點，
表示病史長、病變嚴重。

2. 肺區有縱紋。

3. 肺區下端胸部有「∪」
紋。

4. 腎區、大腸區有亂紋凹
陷，提示脾、腎氣不足。

【病例介紹】：

患者，女，35歲，支氣
管擴張，右肺切除，並有子宮
肌瘤。

【手診特點】：

支氣管區有褐色斑點；肺
區凹陷並有口袋紋；子宮區有
亂紋凹陷；提示有子宮肌瘤；

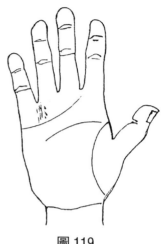

圖119

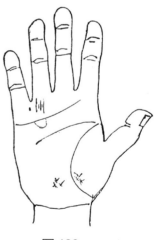

圖120

膀胱區（含下腹區）有「米」字紋，說明腎氣不足（圖
120）。

六、肺結核

此病由結核杆菌引起。症狀是咯血，消瘦，盜汗，肺形成空洞。

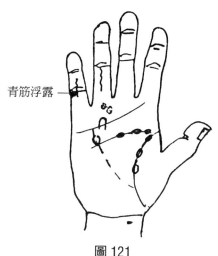

青筋浮露 —

圖 121

1. 肺區有繭樣黃斑。

2. 肺區灰暗，局部凸起或凹陷。

3. 肺區有一個或數個圓形白色或白紅而暗的斑點。

4. 不健康紋上部與天紋形成大島紋。

5. 小指、無名指關節處青筋浮露。

6. 地紋與人紋有多個島紋。

7. 天紋在太陽丘下有「∩」紋穿過（圖121）。

【病例介紹】：

患者，男性，73歲，肺結核並哮喘，還有結腸癌、膽囊結石、前列腺切除史。

【手診特點】：

肺區太陽丘處有兩個菱形紋，表明肺結核和哮喘病變；支氣管區及水星丘（第二生殖區）有許多縱紋，表明支氣管病變，而且腎臟功能差；第二結腸區井紋，表明結腸癌及手術後標誌；膽結石區有網狀紅斑，表明膽結石切除；前列腺區有凹陷且有「∧」紋，提示前列腺切除（圖122、123）。

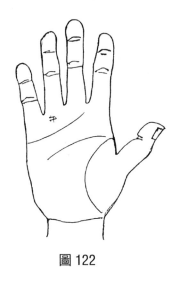

圖 122

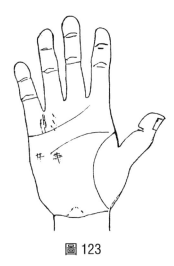

圖 123

七、肺部感染

1.肺區有紅、白相間斑點。

2.脾、胃區有亂紋或晦暗，或者肝火過旺伴高血脂手徵。

3.多合併慢性咽炎、鼻炎手徵。

【病例介紹】：

患者，男性，49 歲，肺部反覆感染合併咽炎、鼻炎、心肌供血不足、動脈硬化、脂肪肝。

【手診特點】：

掌紋少、清晰，說明既往體健，高血脂、脂肪肝手徵，說明現在鍛鍊不足，體力下降，且肝火盛；心臟區青紫，頭腦區小靜脈顯露，說明心肌供血下降，大腦動脈硬化；小指、環指青筋浮露，表明肺部功能下降；肺區深紅色，表明

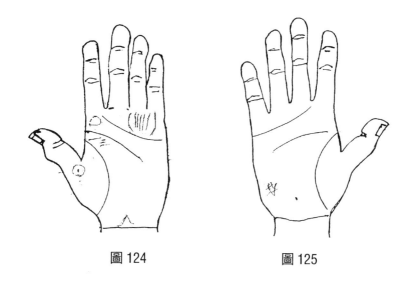

| 圖 124 | 圖 125 |

炎症未徹底治癒；拇指尖青暗說明便秘（圖124）。

第六節　泌尿系統疾病

一、腎炎

腎炎有許多種，基本上是以腰酸，顏面水腫，乏力，尿中有蛋白，紅、白細胞等為主要症狀。

1. 小魚際區有亂紋。

2. 第一腎區有白斑或深紅色斑。

3. 指甲尖端有紅塊，根部呈白色（圖125）。

【病例介紹】：

男性，50歲，有腎病、蛋白尿、肝炎病史。

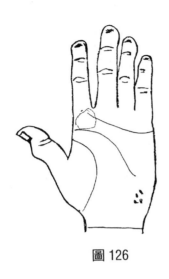

圖 126

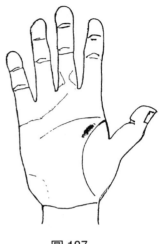

圖 127

【手診特點】：

　　整個掌色晦暗；木星丘、小魚際、手指端深紅色；小魚際有褐色斑點。

【症狀】：

　　突發顏面水腫，陣發性蛋白尿（圖 126）。

二、尿毒症

　　1. 甲根處呈半白色，指端一半呈粉紅色。

　　2. 指甲上有兩條橫貫的白色線，提示血中蛋白減少。

　　3. 手掌肝區白色或深紅色，小魚際、中指根部輕度浮腫狀（圖 127）。

【病例介紹】：

　　患者左手腎區有亂細紋、深紅色斑，右手腎區暗紅色斑更明顯。

手診手療圖解精要

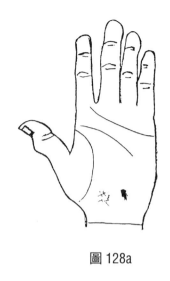
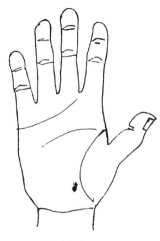

圖 128a　　　　　　　　圖 128b

【病史】：

血尿、蛋白尿、酮體三年餘（圖 128a、b）。

三、泌尿系結石（腎、膀胱、輸尿管結石）

1. 結石在手掌的上述三個部位均呈白色凸起，或局部斷
紋。

2. 白色凸起相伴深紅色，提示可能有血尿症狀。

3. 環指甲的尺側和小指甲中有明顯紅色斑塊。

【病例介紹】：

患者，男，43 歲，三年前患腎結石、尿蛋白（＋＋＋）。

【手診特點】：

右手腎區視覺凸起；膀胱區凹陷；耳區腎穴壓痛；手背
肝穴 1－腎穴反射區壓痛（圖 129）。

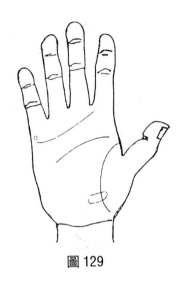

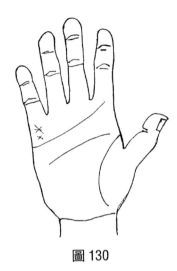

圖 129 　　　　　　　圖 130

四、泌尿系感染

1.腎、膀胱、輸尿管三個部位均呈白色凸起斑點。

2.水星丘有亂紋（圖130）。

五、前列腺炎

1.前列腺區有白色或深紅色斑點，表明是慢性；急性期表現為鮮紅色斑點。

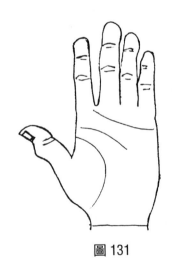

圖 131

2.久病者前列腺區呈凹陷（圖131）。

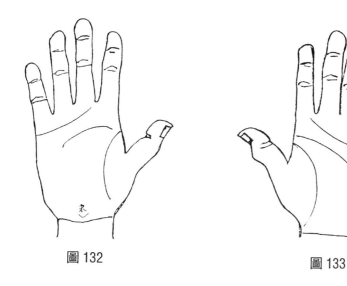

圖 132

圖 133

六、前列腺肥大

前列腺——生殖區有「米」字紋，表明炎症引起肥大。
該區有視覺凸起（圖 132）。

七、男子性功能障礙

1. 小指（水星丘第二生殖區）蒼白。
2. 金星丘、月丘低平。
3. 坎區蒼白凹陷。
4. 小指短，側彎。
5. 肝穴 3、腎穴 3 有壓痛。

八、生殖器外傷性損傷

性線上有黑褐色斑點（圖 133）。

第七節　婦科疾病

一、月經不調

1. 在坎區有暗紅色斑點，表明是血淤型；有蒼白凹陷，表明是氣血不足型。

2. 水星丘（第二生殖器）有亂紋。

3. 掌色蒼白或暗紅色，指肚不飽滿（圖134）。

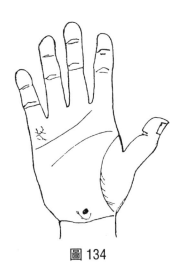

圖 134

二、痛經

1. 坎宮凹陷。

2. 小魚際（乾宮）有褐色斑點。

3. 水星丘蒼白。

4. 全手掌比常人涼（圖135）。

三、子宮肌瘤

1. 子宮區（坎宮）凹陷，蒼白有亂紋。

2. 子宮區有白色斑點或黃繭樣斑點（圖136）。

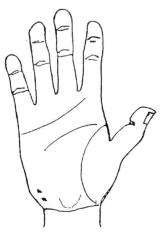

圖 135

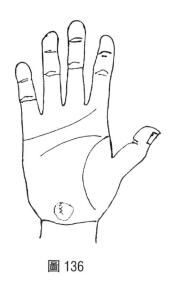

圖 136

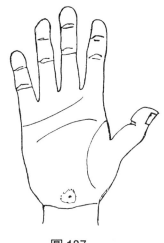

圖 137

四、子宮息肉

　　子宮區（坎宮位）有暗紅色斑點或呈黃色（圖 137）。

五、附件炎

　　1. 坎宮的生殖區有炎性紋。

　　2. 子宮及輸卵管有白色斑點。

　　3. 小魚際區有網狀紋（圖 138）。

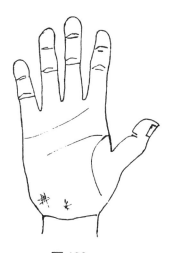

圖 138

六、宮頸炎

子宮區有白色斑點或暗紅色斑點（圖 138）。

七、卵巢囊腫

1. 地紋線小，金星丘面積小。

2. 卵巢區有黑褐色斑點，視覺凸起。

3. 小指短寬（圖 139）。

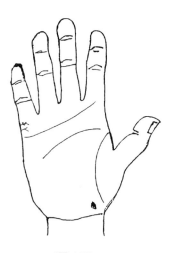

圖 139

八、不孕症

1. 小指短，向中指彎曲。

2. 指甲短而寬，無光澤。

3. 子宮區蒼白凹陷，腕部青筋浮露。

4. 性線紊亂或分叉。

5. 金星丘面積小（圖 140）。

九、乳腺增生症

1. 天紋與人紋在太陽丘下緣有樹枝紋。

2. 該區有橢圓形紅斑或白斑點（圖 141）。

3. 第二乳腺區有亂紋或色斑。

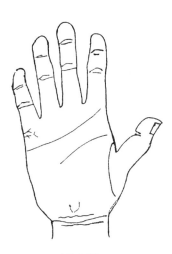

圖 140

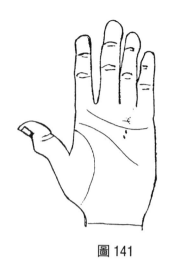

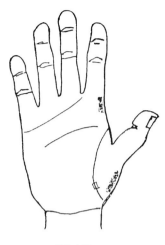

圖 141   圖 142

第八節　運動系統疾病

一、肩周炎（又稱五十肩）

1. 肩區呈青暗色，病程長者呈暗黃色或白色。
2. 手背肩區有暗褐色斑點。
3. 風濕區暗青色（圖 142）。

二、頸椎病

輕者一側肢體（上肢為主）麻木，頸部難受、活動受限；重者是以上、下肢運動障礙為主的一組症狀。

1. 左手拇指頸椎區有十字紋。
2. 命運紋上有菱形紋。

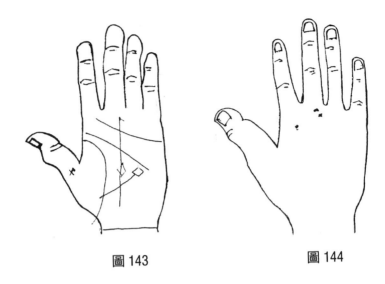

圖 143　　　　　　　　　　圖 144

3.不健康線與人紋交接處有方形紋。

4.手背頸椎區有暗褐色或咖啡色斑點（圖143、144）。

三、腰椎間盤突出症

1.手掌側腰區有紅、白相間的斑點，並有視覺凹陷。

2.第二掌骨腰穴有壓痛。

3.地紋尾端腰胯部亦有壓痛（圖145）。

【病例介紹】：

患者，女，26歲，腰椎間盤突出症術後兩

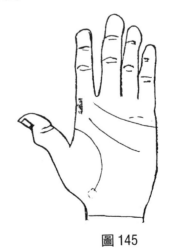

圖 145

 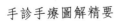手診手療圖解精要

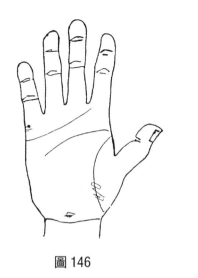

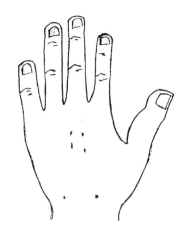

圖146　　　　　　　　圖147

年，自述會陰部麻木。

【手診特點】：

地紋尾端有長形紋，且有障礙線；性紋上有黑斑點；生殖區有方形紋，這提示了腰椎間盤切除手術史和生殖區皮膚神經損害，還表明子宮有肌瘤並伴有宮頸炎（圖146）。

四、胸、腰椎骨質增生症

1. 手背中指肌筋不平直、不光滑。

2. 有暗黃色或褐色斑。

3. 手背腰穴壓痛。

4. 指甲上有縱紋（圖147）。

五、風濕性關節炎

1. 風濕區暗青色。

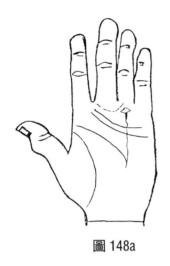

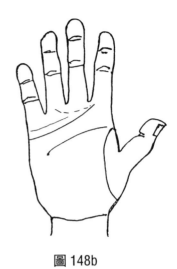

圖 148a　　　　　　　　圖 148b

2. 金星丘低平。

3. 指關節變形。

4. 指節上有粗縱紋。

第九節　皮膚科疾病

這裡僅介紹牛皮癬，又稱銀屑病。這種病在春秋發作，海鮮、刺激食物均可能誘發此病，多伴有脾氣急躁、情緒不穩。

1. 金星紋寸斷。

2. 肺區有方形紋，表明肺調節功能差。

3. 肝區暗紅，表明肝火盛。

4. 過長彎曲的太陽線，表明神經免疫調節功能不好。

5. 雙重天紋，表明情緒調控不佳（圖 148a、b）。

第十節 五官科疾病

一、牙病（牙齦炎、牙髓炎）

1. 手掌口腔區有白色或紅色斑點，久病可能是淡黃色。

2. 口腔區有亂紋。

3. 食指第二節過粗，中指第二節過長。

4. 腎穴 4 有壓痛。

二、眼科

1. 青光眼

天紋、人紋在太陽丘下方均有島紋（圖 149）。

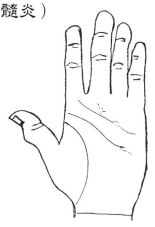

圖 149

2. 白內障

天紋末端或太陽丘下有島紋（圖 150）。

3. 結膜炎

人紋短於正常標準，即長度不到中指正中垂直平分線（圖 150）。

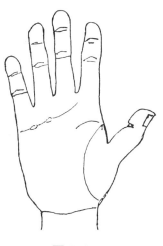

圖 150

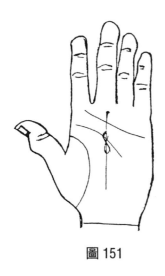

圖 151

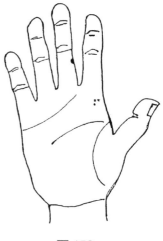

圖 152

4. 假性近視

人紋與命運線相交時呈
「∞」紋，人紋常短於正常標準
（圖 151）。

三、耳科

1. 中耳炎

耳區有咖啡色斑點，肝區
（木星丘）亦有斑點。

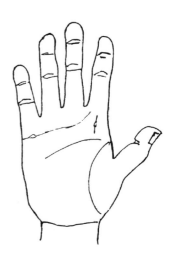

圖 153

中醫認為耳目除與腎有關
外，還與肝關係密切。圖 152 是一位 35 歲女性患者的中耳
炎圖。

手診手療圖解精要

2. 聽力障礙（耳聾）

天紋末端有島紋；木星丘亦有島紋（圖 153）。

第十一節　腫瘤病人的手診要點

　　這裡指各種常見腫瘤的一些手診特點。腫瘤的一些早期病理變化是可以反映在手上的，故由手診對一些腫瘤，特別是腫瘤早期提供有價值的診斷參考信息，配合現代醫學的各項檢查，如分子生物學、核磁、CT 等，為腫瘤的早期診斷和早期治療打下良好的基礎。但是需指出，如果在手診中發現一些可能是腫瘤信息的特徵，不要妄下斷語，要請臨床經驗豐富的專家診斷。

　　下面分掌紋、掌色、指甲三個方面介紹。

一、掌紋特點

　　1. 地紋呈鏈狀，若在地紋上部分出現褐色島紋，可考慮這是鼻、咽癌或肺癌信息；在中段出現可能是乳腺癌或胃癌信息；在下端出現是前列腺癌或子宮頸癌信息。

　　2. 雪梨掌：人紋中部、尾部有特大島紋，天紋中部有較大島紋，為白血病人的特點（白血病病人的掌紋因首先在澳大利病人中發現，故稱雪梨掌）。

　　3. 如不健康線上有較大島紋，與地紋相交附近有島紋，再綜合其他信息，可考慮下腹部有腫瘤。

　　總之，三大掌紋和不健康紋上有較大島紋和褐色病變，均應考慮腫瘤信息。顏色愈暗，島紋愈不規則，惡性度愈

高。同時地紋斷裂、變淺、變短，人紋過平直或斷裂，亦是癌症徵象。

二、掌色特點

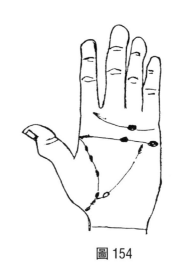

圖 154

1. 全手掌土色、無光華、手涼，均應考慮腫瘤信息。

2. 凡在手掌某個臟器區出現黑褐色、暗青色、白色、無光澤、視覺凸起的不規則斑點、斑塊或圓形的褐色疣狀物，均應高度警惕，考慮腫瘤的可能，但還應詳細詢問病史和全身症狀（圖 154）。

3. 指壓主要掌紋線成赤色。

4. 脂肪分布不均勻。

三、指甲特點

1. 指甲甲板上出現兩條以上黑褐色縱紋，可考慮是癌變信息，尤其是一指或多指同時出現兩條以上粗細不等、深淺不一的縱紋，癌變率當在 50% 以上。

2. 指甲甲板嵌入甲緣、中間隆起、緊扣甲床的可考慮患腫瘤。

3. 指甲（十個）甲板上出現非常明顯的縱峰，顯青紫色、黑色或褐色，亦是腫瘤的信息。

4. 指甲上出現橢圓或圓形黑紫色。

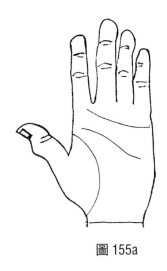

圖155a

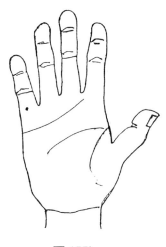

圖155b

此外，癌症病人的手掌變畸形、變醜、變僵硬。

下面介紹幾例典型的腫瘤病例：

1. 患者，女，18歲，左下腹痛數年。臨床診斷：左輸卵管、卵巢癌並腎轉移癌。

【手診特點】：

①左手掌生殖區偏右有米粒大小黑褐色斑凸起；

②右手地紋下1／3分叉變細；右手小指掌側即水星丘上緣有黑斑點（圖155a、b）。

2. 乳腺癌術後。患者，女，53歲，術後一年。

【手診特點】：

①肺區凹凸不平，掌色紅、白相間；

②肝、胃區有咖啡色斑點；

③環指下（太陽丘）人紋與天紋之間有「∪」形紋（圖156）。

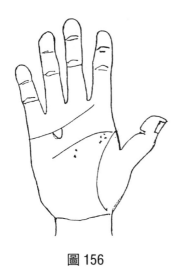

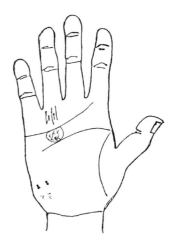

圖 156　　　　　　　圖 157

3.乳腺癌早期術後 7 個月。

【手診特點】：

①太陽丘下有樹枝樣紋，外
套圓形紋；

②小魚際處有淤斑；

③胸、肺部有縱紋（圖
157）。

4.乳腺癌術後兩年合併甲狀
腺癌。

【手診特點】：

①大魚際下部凹陷，有亂
紋；

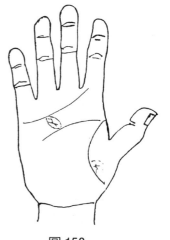

圖 158

②環指下方（太陽丘）天紋與人紋之間有橢圓形紋；

③拇指全息區甲狀腺區有白色手掌狀斑（圖 158）。

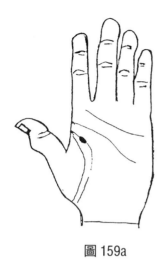

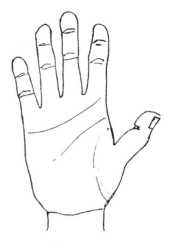

圖 159a 　　　　　　　　圖 159b

5. 直腸癌術後，女，50 歲。

【手診特點】：

①雙手地紋大約同一位置斷裂，但有副生命線通過；

②左手地紋上 1／3 有黑色斑點；

③指甲上有明顯縱峭，呈青紫色（圖 159a、b）。

6. 腦瘤術後，男，42歲。

【手診特點】：

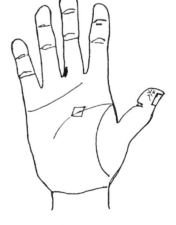

圖 160

右手掌頭區有咖啡色斑點；人紋近掌心處有方形紋，且人紋穿過，這是手術或外傷標記；大拇指頭區凹陷且有亂紋（圖 160）。

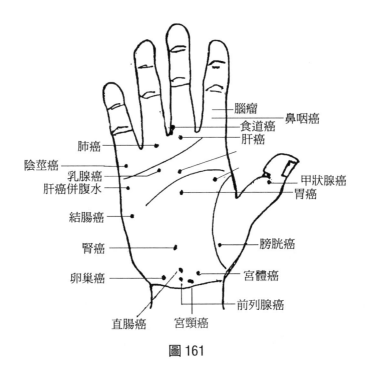

腦瘤

鼻咽癌

食道癌

肝癌

肺癌

陰莖癌

乳腺癌

肝癌併腹水

甲狀腺癌

胃癌

結腸癌

腎癌

膀胱癌

卵巢癌

宮體癌

前列腺癌

直腸癌　　宮頸癌

圖 161

　　為便於初學者掌握常見腫瘤的手診特點，特繪製了腫瘤
的掌色特徵圖，供大家參考（圖 161）。

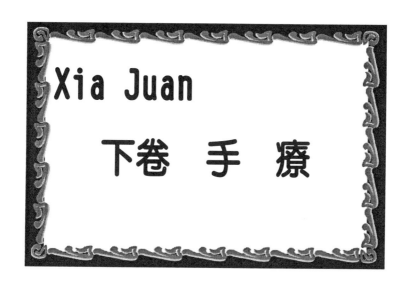

Xia Juan

下卷 手 療

第一章　手療及其科學原理

第一節　手療釋名

何為手療？透過對手上的穴位、病理反射點進行系統的按摩（點、揉、按、推），達到保健身體、治療急慢性疾病的方法，稱之為手部按摩療法，簡稱「手療」。而廣義的手療還包括在手上的穴位進行針灸，中藥外敷、浸泡，穴位注射等。

第二節　手療歷史簡要

按摩的歷史從秦漢始，手部按摩是按摩療法的一個分支，如合谷穴是手上陽明經一個重要穴位，它是整體按摩經常用到的一個穴位，而在手療中它也是一個重要穴位。

隨著科學的發展，特別是 70 年代張穎清先生發明全息療法以後，專門以手上的穴位（包括傳統的經絡穴位、新發現的手上奇穴、全息反應穴和歐美等國的病理反射穴）來治療全身疾患和保健身體的手療逐步系統化、規範化。

在臨床工作中，我發現手療方法簡單方便，對有些病可作為輔助療法，如冠心病、癌症；對有些病可作為主要療法，如感冒的預防和治療、運動損傷等。

目前我國的亞健康人群數量日益增多，手療對亞健康的

調節亦非常有效，可以這樣講，手療是今後非常重要的一種保健方法。

第三節　手療的科學原理

手療的原理與手診大致相同。

一、中醫經絡理論

上文已提到經絡是氣血運行的通道，這個通道是外連筋骨內連臟腑。

手上的經絡有六條，即三陰、三陽，經絡上的穴位可以看作是微動開關或反饋調節器，手上的穴位有幾百個，所以，刺激這些穴位就可以達到治療疾病的作用。

二、全息生物學原理

本書只簡單介紹第二掌骨側全息穴群。第二掌骨全息穴可分十二部分，完全涵蓋了整個機體，當機體某一部分失衡時，刺激相應的穴位，就可以達到調節機體平衡的作用。

三、大腦神經病理反射學理論

手上有許多神經集結點，或稱反射區，當人體發生不平衡或某個臟器出現病變時，手上的這些反射區就有疼痛的反應。因此，只要刺激這些反射區，就可以由大腦神經的整合作用，起到調和臟腑、治療疾病的作用。

第四節　手療的操作方法

一、手療的方法

手療最常用的仍是手本身，不言而喻，這是最快捷的方法；其次是用手部按摩器來代替手療的一部分按摩；再有就是針灸；最後是用中藥外敷和浸泡，把一些中藥做成膏藥貼在手的穴位上，或用中藥液浸泡雙手達到治病的目的。

二、手部按摩的常用手法

1.摩法

在掌心、手背的皮膚上做有規律的撫摩，可直線或圓形。摩法常與按法結合。在手療的開始和結束多用摩法，其作用是緩解緊張、減少疼痛、活血化淤。

2.揉法

在患病的穴位或反射區由淺至深地揉。揉法分為指揉、掌揉。掌揉分為全掌揉和掌根揉；指揉可分為指峰（即指尖）、指肚、側峰（即指的橈側）揉。揉法多用拇指、食指及中指。揉法要求均勻，力透皮膚，進而到肌肉，最終達骨膜。揉法常與點法結合使用。揉法由補瀉達到啟閉開闔、調節陰陽的作用。

3.點法

用指峰點手上的穴位或反射區，可代替針刺的作用，作

用強而準確。

4. 掐法

用拇指和食指指尖相對，在穴位上掐入皮膚肌肉，但注意用力不可過大，多用在手上肌肉厚的部位或手背上，可起到舒筋、活絡的作用。

5. 推法

併攏四指或用拇指側峰、中指指峰緊貼皮膚向近端或遠端推進。推法常與按法相結合。其作用是開通穴道、活血化淤。

6. 按法

用拇指或中指指腹面按壓穴位。按法要求要逐層用力，層次為：皮膚→肌肉→骨膜。方法是一按一鬆。反覆進行，達到通經活絡、祛寒止痛的作用。

三、按摩的強度、頻率、次數和療程

手部的按摩要有一定的強度（或說力度），而這個在穴位上的強度常和病人感覺疼痛相關。按摩強度應以病人可以耐受的疼痛為度，如病人對疼痛耐受性低，強度就要小。可以從病人的表情、身高、胖瘦、職業以及感受來進行判斷。一般來講每個穴位按摩時間不少於 3 分鐘。按摩頻率平均應為 70 次／分，最好與病人的心跳同步。但是如果病人的心動過速，超過 120 次／分，按摩頻率應維持在 80 次／分。按摩次數一般是一天 1 次，但也可以一天 2～3 次，視病情

和手部穴位耐受性決定。每次總的按摩時間為 30～40 分鐘。在這段時間內，強度不應是同一的，即應大小不等，因為手上穴位的感受傳入大腦後有反應變化才會更有效。

總是一個強度，大腦的敏感度會下降。而且一次按摩的時間過長也會因穴位疲勞造成大腦整合系統調節疲勞從而減輕效果。治療可以 7 天或 10 天為一個療程。

四、按摩的補瀉、順序、層次

按摩中的補瀉、順序、層次對按摩的效果是至關重要的。按摩的效果除了診斷準確、找穴準確、配穴合理外，就要考慮手法的補瀉、按摩順序、按摩層次了。

1. 手法的補瀉

什麼叫補瀉？這是中醫治療中，尤其是針灸、按摩中的一個手法。按照中醫理論講，如果是實證，例如，肝火盛致頭痛、高血壓，就用瀉法，叫「實則瀉之」；受涼受寒造成的脾胃痛為虛證，就要用補法，叫「虛則補之」。

那麼如何補、如何瀉呢？一般來講，以順時針方向點揉為補，以逆時針方向點揉為瀉。對推法來講，向掌的近端推為補，而向指法遠端推為瀉；對按法來講，按的強度大、頻率高為瀉，按的強度小、頻率低為補。

2. 按摩的順序

根據疾病的性質、病情急緩、主穴與配穴的關係來確定。病情急，如心臟病，先找主穴、救急穴點揉，然後再用配穴；又如哮喘發作，依中醫急則治其標，用咳喘穴止喘；

緩則治其本，然後再用補腎健脾穴調整。對於一般的慢性病來講，按摩的順序是這樣：從左手至右手，從手背到手掌，這叫「從左及右，從外至裡」。「從遠到近」即從手指尖到手腕部、掌根。「從大到小」即從大拇指至小指。以上是對男性來講，而對於女性，則先從右手再到左手。這是因為按中醫講左手屬陽，右手屬陰，男子屬陽，女子屬陰。

3. 按摩的層次

指從淺表即皮膚，逐漸加重到肌肉，然後到骨膜，再從骨膜到肌肉到皮膚這樣一個過程。這樣分層的按摩，一是病人可以逐漸適應接受，二是對大腦調整中樞來講是一個良性的反饋調節過程。

五、手上穴位的尋找方法

1. 先把手診圖記熟，然後再記手療中主要的穴位，可採用急用先學的方法。

2. 有些穴位找不準，可先找反射區來代替，反射區往往比中醫的經絡穴位面積大。再有找全息穴群，如第二掌骨橈側全息穴群，第二掌骨穴位少，易尋找，對運動性損傷效果好。

3. 尋找手上的疼痛敏感點（或稱阿是穴）。如果記不住手上的穴位，可把手診全息圖記熟，然後仔細尋找手上的疼痛點，這種疼痛點或稱反射點（阿是穴），是器官在手上的對應反應信息，又稱「全息穴多元交叉點」，即多個器官反應點。找到這些敏感點，給予適當的刺激也可以達到治療效果，如中醫理論所述：「通則不痛」。

4. 手指同身寸取穴法：是以患者本身手指作為標準來取穴，常用的是中指同身寸，即以患者的中指中節內側兩端橫紋間作為一寸。

六、手部按摩的注意事項

1. 按摩前洗乾淨手，指甲不能太長。

2. 按摩前最好在患者手上塗一些按摩油，如紅花油、按摩乳等。在臨床工作中我自己研究配製了一些中藥按摩油，有時做按摩前我還讓患者雙手浸泡在中藥盆中大約 10 分鐘再開始按摩。這樣做的目的，一是使手上的穴位打開，敏感點通過神經感受器向大腦輸送信號，使治療效果提高，二是保護皮膚免受損傷。

3. 選穴儘可能準確，這就要求選穴要少而精，配穴要合理，標本要兼顧。

4. 用力適度，避免損傷。按摩時一定要注意患者反應，並不是愈疼愈好，要防止穴位、皮膚損傷。少數病人對疼痛耐受性低，要特別注意防止暈倒。

5. 按摩疲勞問題。這個問題在手療的操作中已提及，這裡再強調一下：一個穴位按摩時間不宜超過 7～8 分鐘，每天按摩次數不宜超過 3 次，一般一天一次，特殊病例除外。

6. 循序漸進，持之以恆。對於慢性病人來講，治療不能一蹴而幾，要有耐心，堅持下去效果自然就顯現出來。治療時要全面考慮，突出重點，不要頭痛醫頭、腳痛醫腳。為便於初學者掌握手療的穴位和方法，將手掌、手背經絡穴位、全息穴位、反射區三位合一圖，手第二掌骨橈側診療法全息圖提供如下（圖 162、163、164）。

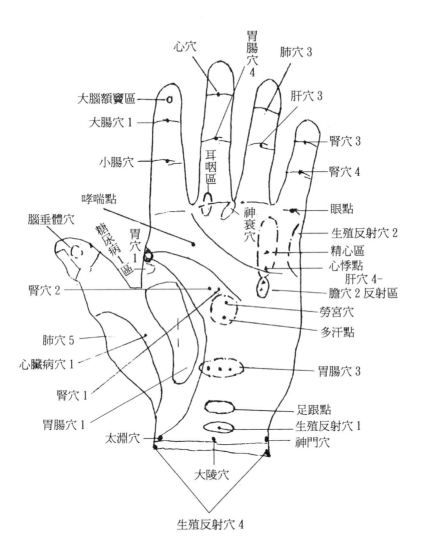

心穴　胃腸穴4　肺穴3

大腦額竇區　肝穴3

大腸穴1

小腸穴　耳咽區　腎穴3

哮喘點　腎穴4

腦垂體穴　眼點

糖尿病區　胃穴1區　生殖反射穴2

神衰穴　精心區

腎穴2　心悸點

肝穴4-

肺穴5　膽穴2反射區

心臟病穴1　勞宮穴

腎穴1　多汗點

胃腸穴1　胃腸穴3

太淵穴　足跟點

大陵穴　生殖反射穴1

神門穴

生殖反射穴4

圖162　手掌經絡穴位、全息穴位、反射區三位合一圖

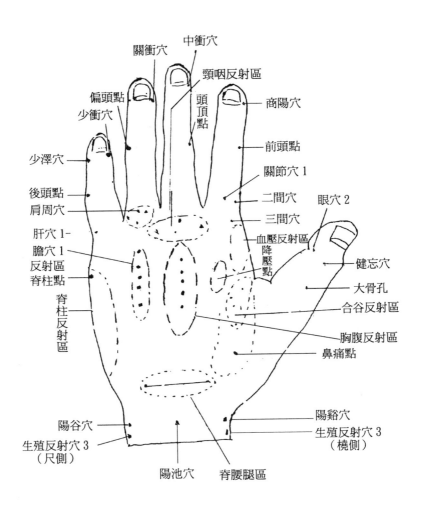

圖163　手背經絡穴位、全息穴位、反射區三位合一點

手診手療圖解精要

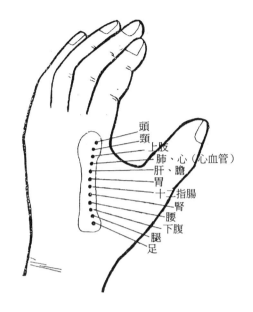

頭
頸
上肢
肺、心（心血管）
肝、膽
胃
十二指腸
腎
腰
下腹
腿
足

圖 164　手掌第二掌骨橈側診療全息圖

第五節　手療方法掌握要點

一、急用先學法

　　這種方法在學習初期也不失為一種可行辦法，如自己或家人出現一種病症（指慢性病），可對照書、圖嘗試進行治療，如取得了一定效果後，則信心、興趣大增。

二、阿是穴按摩法

　　又可叫哪兒疼哪兒按摩法。有些朋友擔心記不住手上的

穴位，這沒關係，中醫認為「不通則痛」，只要按照手診圖的位置逐一按摩，哪個部位疼痛敏感，就按照由輕→中→重的過程逐層按摩這個疼痛點，達到治療作用。然後對照找出這個敏感點或阿是穴屬哪個臟器，也就知道有什麼病了。

三、按圖索驥法

記不住穴位不要著急，只要記住手診圖就可以了，按診圖上的顏色、形態進行治療，「實證」就用瀉法，「虛證」就用補法，虛實不明顯就用平補平瀉法。

四、循序漸進、逐步提升法

熱愛健康，喜好手診、手療的朋友，只要採取循序漸進、堅持實踐、不斷總結、逐步提升的辦法就會掌握好手部按摩方法；到這一步我們就要求大家在診斷時不能只見樹木不見森林，在治療時不能頭痛醫頭、腳痛醫腳，要學會按中醫的理論進行診療。

例如頭痛（排除器質性病變），就要分析是肝陽上升造成呢？還是氣血淤滯所致或氣血不足造成的。針對不同病因選擇不同穴位和補瀉，達到最佳的治療效果。

第六節　中醫學在手療中的指導作用

考慮到學習此書的讀者大多為非醫務工作者，如果在書中過早地介紹會使大家覺得複雜抽象，當把這本書學到一半時，就會感覺到了解學習中醫理論的迫切性，故在本書這一部分介紹一些中醫理論。中醫理論著作非常豐富，我這裡精

練地把中醫的一些最基本的內容介紹給大家，供大家在手
診、手療中運用。

一、兩個基本概念

1.陰　陽

　　自然界的任何事物都存在著對立統一，中醫把這種對立
的關係借用到闡述人的機體活動，概況為陰陽。凡是活動
的、外在的、上升的、溫熱的、明亮的、亢進的都稱之為
陽；反之沉靜的、內在的、下降的、寒冷的、晦暗的、滋潤
的、機能減退的稱之為陰。而陰陽這兩種對立的關係又統一
在人的整個機體中達到平衡。一旦這個平衡失去了，機體就
要調節，當調節無效時，或陽亢或陰盛，機體就出現疾病。

2.氣與血

　　〔氣〕：中醫學的氣有幾個含義。

　　（1）維持生命的營養運動物質，如人吃的各種食物營
養、呼吸的氧氣。

　　（2）臟腑的功能：如肺氣、心氣、肝氣，它們有著調
節 臟腑功能的作用。

　　（3）人體經絡的氣，指經絡運送人體能量的信息，當
針刺穴位出現酸麻脹的感覺時，說明出現療效，稱「氣至病
所」。

　　（4）中醫的氣亦為陰陽：推動溫煦作用的氣稱為
「陽」，營養滋潤作用的氣稱為「陰」。

　　〔血〕：這個概念與現代醫學大致相同，有運送營養物

質、排走廢物的作用。

氣與血的關係為相互為用、互相促進。中醫形象的比喻為「氣為血之帥，血為氣之母」「氣行則血行，氣滯則血淤」。

二、中醫學的臟腑功能

1. 心

主血脈、藏神，主治心血管、精神、心理疾病。

2. 肺

主呼吸、皮毛，主治毛髮、皮膚病、鼻病和呼吸系統疾病。

3. 脾

相當於現代醫學的大小腸功能，包括一部分西醫所講的脾臟功能。負責營養運輸、吸收、排泄、造血、調節水代謝。主治肌肉萎縮無力。

4. 肝

包括胰腺功能，即消化功能，調節血液，與腎一起排毒解毒。主治眼、肝、膽、脾、胃病。

5. 腎

調節水代謝，排出廢物。主治生殖系統、內分泌、骨和耳科病。

6. 膽

調節脂肪的吸收和人的情緒。
治消化系統和精神疾病。

7. 胃

治消化功能方面的疾病。

8. 小腸

調節消化吸收，大、小便功能。
主治消化和口腔疾病。

9. 大腸

最後吸收食物中的水分，形成大小便。
主治大腸及肺的疾病。

10. 膀胱

調節水代謝，儲尿排尿。
主治泌尿系統疾病。

11. 三焦

總的調節人的食物營養、水和能量的代謝。
主治胃、肺、脾、膀胱的病變。

三、臟腑之間的關係

1. 心與肺

心主血，肺主氣，即氣血關係，按中醫五行來講，心屬火，肺屬金，是相生的關係。肺氣虛，則出現胸悶心慌、口唇青紫的症狀；心氣虛，則出現肺病症狀，如咳嗽、氣喘。

2. 心與脾

心主血，脾生血。主血即推動、灌注之意，主血不利或生血不足出現心脾兩虛即失眠、心悸（心慌）、肢體無力症狀。

3. 心與肝

肝調血，心主血，兩者互為因果。心虛→肝氣虛，反之亦然。心血不足症狀多伴有肝血不足症狀，如心悸、失眠、視物不清、月經少。

4. 心與腎

心屬火，腎屬水，一陰一陽，一上一下。水火相濟，對立統一。心腎相交，心陽不足，導致在心悸的同時出現水腫，腎陽也不足了；腎陰虛致心火虛熱→口舌生瘡、心煩。腎精虧→性功能下降，同時伴失眠、健忘、心血虧的症狀。

5. 脾與肺

兩者為土和金的關係即相生關係，肺氣虛→水腫、腹

脹，脾陽不振，脾氣虛虧出現少言、咳喘痰多、脾氣不足現象。

6. 肺與肝（金與木）

肝火盛→火傷肺津，出現易怒、咳喘症狀，若肺金傷肝木，咳嗽的同時出現肋痛、頭暈、頭痛症狀。

7. 肺與腎（金與水）

肺為水源之上，腎為水出之下，兩者共同調節水代謝。兩者有一出現問題均會出現咳喘並同時水腫。

肺氣與腎氣相通：二者虛→氣喘。

肺陰與腎陰相互濡養，二者陰虛也互為致病，如肺結核→潮熱、腰膝酸軟、性功能低下，是肺腎兩虛症狀。

8. 肝與脾

肝藏血，脾生血、統血。肝脾不和或肝旺脾弱都會出現胸肋脹滿、消化不良的症狀。如肝不藏血、脾不統血會造成消化道、皮膚出現疾患。

9. 腎與脾

兩者是先天與後天之關係，腎先、脾後，相生相助。相互致病出現腹脹、水腫、小便不利的症狀。

10. 肝與腎

兩者為血與精的關係，即血是精的物質基礎，精是血的正常功能體現。腎精滋養肝血，肝血滋養腎精，如肝火盛致

腎陰不足。

11. 心與小腸

兩者互為關聯，這主要是通過經絡，心有實火，移熱小腸則出現尿少、尿赤症狀，小腸有熱則出現心煩、舌糜爛現象。

12. 肺與大腸

肺與大腸相表裡，在臨床上大便不通致出現咽乾、咳嗽、感冒、面部痤瘡，肺氣虛導致腹泄。

13. 脾和胃

胃屬陽，脾屬陰。胃主降，脾主升。脾怕濕，胃怕燥，若脾濕致胃嘔吐腹脹，若胃呆滯致脾失健運出現腹泄、腹脹症狀。

14. 肝和膽

肝膽功能相連相通，一損俱損，肝病致膽病，膽病致肝病。

15. 腎與膀胱

腎有調節尿液排出功能，膀胱儲存尿和排泄尿，腎氣虛則膀胱開合失常出現尿失禁現象。

以上扼要地介紹了中醫理論的基本內容，朋友們在手診手療實踐中，就可以按照中醫思路去全面辯證地診斷和治療疾病。

第二章　常見疾病的手療方法

第一節　神經系統疾病

一、常用穴位介紹

1.頭區反射穴

簡稱頭穴1，手掌拇指整個指肚（遠節指骨），包括指肚中心的腦垂體穴。

【主治】：頭部疾患和內分泌疾病（圖165）。

2.第二掌骨全息頭穴

簡稱頭穴2，半握拳，虎口向上，掌骨遠端第一穴即是。

【主治】：頭痛和頭部其他病變（以後凡介紹第二掌骨

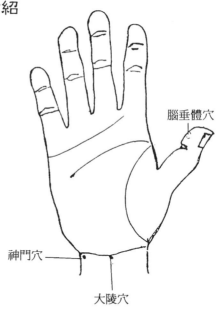

腦垂體穴

神門穴

大陵穴

圖 165

穴均參閱圖 163）。

3. 大陵穴

掌側腕橫紋中點偏下，伸掌取之。

【主治】：頭痛、身體各部位神經痛、心臟病（圖165）。

4. 前頭點

手背食指橈側第一、二指關節結合部，紅、白肉相間處。

【主治】：前頭部痛、酒後頭痛（圖166）。

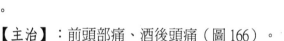

圖 166

5. 後頭點

手背小指尺側緣，第一、二指骨關節部尺側。

【主治】：後頭痛（圖166）。

6. 偏頭點

無名指指背，第一、二指關節尺側紅、白肉相間處。

【主治】：偏頭痛、膽囊炎（圖167）。

7. 頭頂點

手背中指中節指骨與近端指骨相間橫紋橈側。

【主治】：頭頂痛（圖167）。

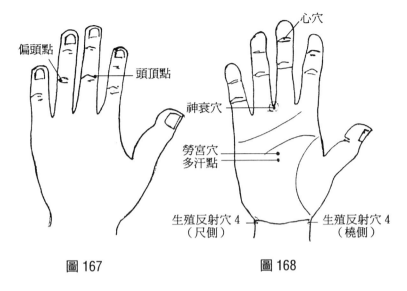

圖167　　　　　　　　　圖168

凡不同部位的頭痛均可從上述幾個特定的頭痛穴取用。

8. 心穴

掌側中指遠端與中指近端關節處橫紋線中點。

【主治】：頭痛、神經衰弱、植物神經失調、心臟病、
哮喘（圖168）。

9. 神衰穴（手掌反應區）

手掌中指與環指根部相間處，其左側是耳咽反射穴。

【主治】：預防和治療神經衰弱和植物神經紊亂（圖
168）。

10. 勞宮穴

握拳時中指與環指之間，即掌心。這個穴與腎上腺穴位

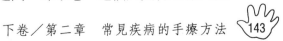

置同，是人體的黃金分割率穴之一。

【主治】：補腎、調節內分泌，有雙向調節作用（圖168）。

11. 催眠穴

手掌腕部兩側凹陷處，屈腕時比太淵、神門穴（圖165）更靠腕兩側，且反射區範圍也要大於上述兩穴。

【主治】：催眠作用，對女性生殖系統有調節作用，故又稱生殖反射穴4（圖168）。這組穴，左右各1穴。

12. 失眠穴（又稱合谷2穴）

手背合谷穴群內的合谷穴1與第二掌骨之間，與第二掌骨全息穴的心肺穴同在一個平面。

【主治】：失眠（圖169）。

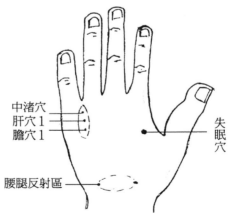

圖 169

13. 腰腿反射區

手背第二掌骨近端尺側緣至橫向小指（包括中指的第三掌骨近端）、中指，此為遠端線。近端線自小多角骨（橫側）橫向至鉤骨（尺側）。兩條橫線夾成的長方形為腰腿反射區。近尺側緣的近端點專治坐骨神經痛。

【主治】：腰腿痛、坐骨神經痛（圖 169）。

14. 多汗點

在勞宮穴下端，偏橈側。

【主治】：手心多汗、焦慮（圖 168）。

15. 肝穴 1—膽穴 1 反射區

手背無名指尺側第四掌骨中上部是肝穴 1，稍後一些是膽穴 1，合起來稱肝穴 1—膽穴 1 反射區。這個穴是調肝系統穴位的第一穴，故稱肝穴 1。膽穴亦是調節膽囊功能第一故稱膽穴 1。

【主治】：眩暈、肝膽系統疾病，故又稱「肝膽眩暈反射區」。這個反射區還包括了傳統穴位中的中渚穴，所以圖上也標出（圖 169）。

16. 癲癇穴

在手背第二掌骨距掌指關節 15 寸處，第二掌骨中點稍遠端橈側緣。

【主治】：癲癇病（圖 170）。

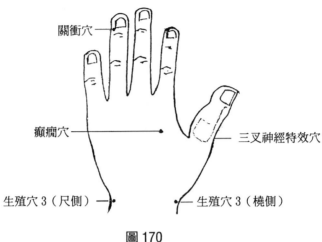

關衝穴

癲癇穴

三叉神經特效穴

生殖穴3（尺側）

生殖穴3（橈側）

圖 170

17. 三叉神經特效穴

拇指第二指節（近端指骨）尺側紅、白肉相間處，包括手背尺側指甲角後至拇指第一節指背關節橫紋以前部分。

【主治】：三叉神經痛、面部疾病（圖 170）。

18. 肝穴 3

在手掌右手環指中節與近節指骨橫紋處。

【主治】：頭痛、消除疲勞、調節肝臟功能（圖 171）。

19. 生殖穴 3

手背腕兩側凹陷處反射點，雙手共 4 個穴。

【主治】：男性陽痿、早泄；女性生殖器病（圖 170）。

20.關衝穴

手背第四指指甲角尺側緣。

【主治】：眩暈、痛經、消化系統病、五官科疾病（圖170）。

21.胃、脾、大腸區（又稱三焦反射區、胃腸穴1）

在大魚際區地紋的橈側緣。

【主治】：胃、脾等消化系統疾病（圖171）。

22.神門穴

見圖165。

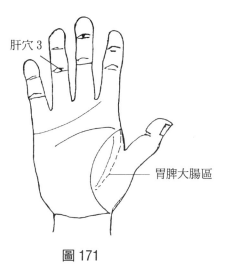

肝穴3

胃脾大腸區

圖171

二、手療方法

1.神經血管性頭痛

即指無腦的實質性病變，由神經血管痙攣引起的頭痛，受情緒、勞累影響。

（1）選穴

頭穴1（拇指頭區反射穴）、頭穴2（第二掌骨全息穴頭區點），依頭痛的部位選擇前頭、後頭、偏頭、頭頂諸穴。如果是由心臟或神經調節紊亂引發的頭痛要配心穴；脾氣急躁配肝穴3，症狀重的加大陵穴；伴有消化道症狀的配

胃、脾、大腸反射
區。

（2）治療

針對病因，急
則治標，緩則治
本，從病因入手。
每穴按摩 3 分鐘，
用掐法和點法，手
法中度，症狀重可
用重度手法（圖
172a、b、c）。

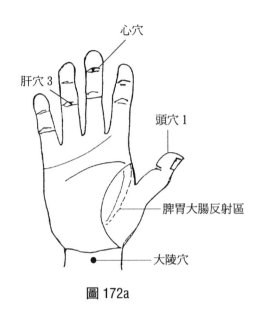

圖 172a

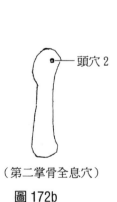

（第二掌骨全息穴）

圖 172b

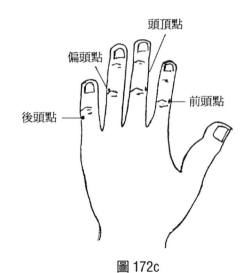

圖 172c

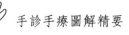

2. 神經衰弱

神經衰弱有諸多症狀：睡不著、醒後難以入睡、多夢、頭昏、急躁、焦慮、食慾不振、性功能障礙、月經不調等。治療原則：標本兼治，綜合治療。

（1）選穴

神衰穴、失眠穴、催眠穴、生殖穴3、中衝穴。

（2）治療

每穴3分鐘，中等強度，平補平瀉。如為虛症則可按摩配穴3分鐘，然後加針灸治療。腎虛兼內分泌紊亂：勞宮穴。心悸頭痛：心穴、大陵穴。焦慮重、手心多汗：多汗穴。肝火盛：肝穴3。消化不良：胃、脾、大腸區。男子性功能障礙：生殖反射穴3。腎穴4效果如不明顯，加神門穴（神門穴在掌側腕橫紋盡頭尺側）（圖173、174）。

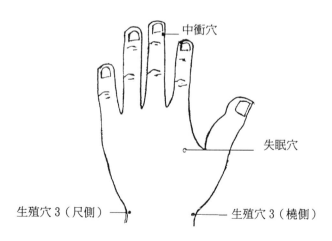

中衝穴

失眠穴

生殖穴3（尺側）

生殖穴3（橈側）

圖173

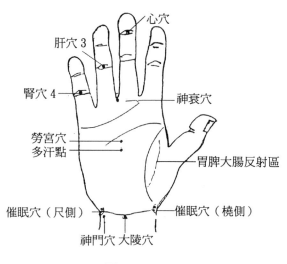

圖 174

圖中標註：
心穴
肝穴 3
腎穴 4
神衰穴
勞宮穴
多汗點
胃脾大腸反射區
催眠穴（尺側）
催眠穴（橈側）
神門穴 大陵穴

3. 眩暈（包括美尼爾綜合症）

指大腦——迷路——內耳神經失衡引起的眩暈伴噁心、嘔吐、站立不穩等一系列症狀。中醫認為這是由於肝腎不足引起的陰陽失衡。

（1）選穴

肝穴 1—膽穴 1 反射區（這個反射區通常包括中渚穴）、耳反射區、勞宮穴、關衝穴。配穴：腎穴 1。

（2）治療

手法用點、揉、掐，強度為中度，每穴 5 分鐘，如噁心加重加配穴內關穴。該穴位於腕橫紋掌側正中近上肢區兩橫指，強力點、揉此穴 5 分鐘。耳反射區在掌面無名指根尺側至小指根尺側一個「∪」字型帶。

【主治】：耳鳴、耳聾（圖 175、176）。

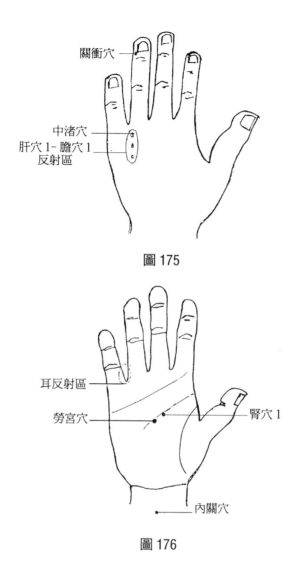

關衝穴

中渚穴
肝穴 1 - 膽穴 1
反射區

圖 175

耳反射區

勞宮穴

腎穴 1

內關穴

圖 176

4. 癲癇

俗稱羊角風。由大腦功能失調造成的陣發性意識改變或

喪失，同時有陣發性抽搐、感覺異常、行為障礙。

（1）選穴

癲癇穴、大腦穴、關衝穴、中衝穴、勞宮穴、肝穴3。

（2）治療

每穴3分鐘，中度手法，點、掐、揉。大發作時，癲癇穴、關衝穴、中衝穴、勞宮穴用強手法5分鐘（圖177a、b）。

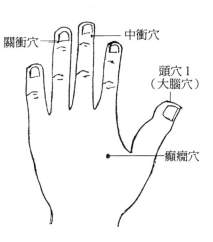

圖 177a

5. 坐骨神經痛

指大腿至拇趾的一種刀割樣疼痛，伴有麻木症狀，多合併腰椎間盤突出症。

（1）選穴

腰腿反射區、脊柱點（手背小指近節指骨即第三節指骨褶紋尺側紅、白肉交接處）。

（2）治療

腰腿反射區尺側角是按摩重點，時間5～7分鐘，可加

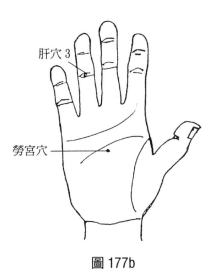

圖 177b

灸 3 分鐘。用
點、揉、推法，
中等刺激。脊柱
點點揉 3 分鐘。
配穴：後谿穴 3
分鐘，用於補
腎，因「腰為腎
之府」。如效果
不明顯加大陵
穴、肝穴 1、養
老穴，均 5 分鐘（圖 178）。

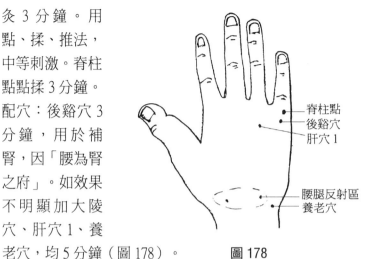

脊柱點
後谿穴
肝穴 1

腰腿反射區
養老穴

圖 178

第二節　循環系統疾病

一、常用穴位介紹

1. 神門穴

　　屬手少陰心經的要
穴，在手掌腕橫紋尺側盡
頭凹陷中。

　　【主治】：心悸、心
臟功能差、供血不足、焦
慮、失眠。是治療心臟
病、神經衰弱的主穴（圖
179）。

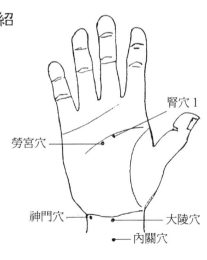

腎穴 1
勞宮穴
神門穴
大陵穴
內關穴

圖 179

2. 內關穴

手掌腕橫紋正中向心端 2 同身寸。

【主治】：心臟病、消化系統疾病、癲癇、神經衰弱（圖 179）。

3. 腎穴 1

又稱手心穴。此穴不是勞宮穴，但它接近勞宮穴在手掌正中。

【主治】：心臟病、眩暈（尤其是暈車、暈船）、腎、泌尿系統疾病。

4. 大陵穴

手腕橫紋正中點。

【主治】：心臟病、失眠。以上穴位均見圖 179。

5. 心臟病特效穴

特效穴 1：掌面第一掌骨中點。

特效穴 2：第二掌骨全息心肺穴。參閱第二掌骨全息穴圖。

特效穴 3：手掌中指第一節指骨骨底橈側。

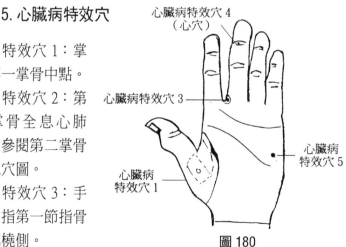

圖 180

特效穴4：掌側中指遠端與中端橫紋褶折，即心穴。

特效穴5：左手掌側第五掌骨橫紋下。

【主治】：心律不齊、心絞痛（圖180）。

6.陽谿穴

第一掌骨根與橈骨間隙，兩筋凹陷處壓痛點。

【主治】：高血壓、焦慮症、肩周炎（圖181）。

7.落零五（降壓穴）

第二掌骨背側、第二指骨背側距掌指關節1寸處。

【主治】：血壓高（圖181）。

8.血壓反射區

手背第二掌骨區。

【主治】：調節血壓（圖181）。

9.少衝穴

手背小指指甲角橈側1分許。

【功能】：強化心功能，促進血液循環，對心悸、心前區疼痛、昏迷等有效（圖181）。

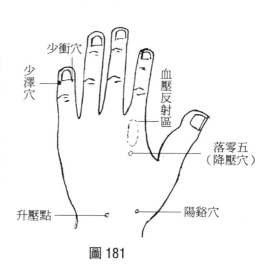

圖 181

10. 升壓點

手背腕橫紋中點的中
指平分線（圖181）。

11. 心包區

中指垂直平分線與人紋
交會的前一區段。

【主治】：心悸、貧
血、失眠、更年期綜合症
（圖182）。

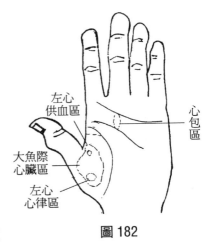

圖182

12. 全息心臟區（大魚際包括第一火星區）

【主治】：心臟病（圖182）。

13. 精心區

手掌第四指間垂線至天紋
區段相交處。

【主治】：心律不整。是
心血管保健穴（圖183）。

14. 少府穴（心悸點）

手掌第四指間垂線與天紋
相交點，在第五掌指關節後方
橈側。

【主治】：心絞痛、心

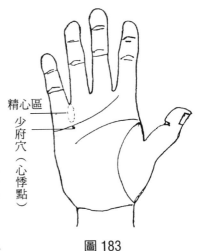

圖183

律不整、低血壓、頭暈
症（圖 183）。

二、手療方法

1.冠心病

冠心病包括心絞痛、
心肌梗死、猝死等幾種類
型，是由冠狀動脈供血障
礙所致的心臟功能損害。

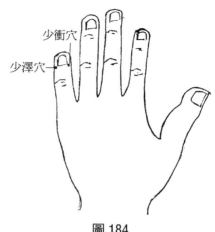

圖 184

（1）選穴

急救穴有少澤、少衝穴，勞宮—腎上腺穴，心臟病特效
穴1、3、4，精心區，心包區，大陵、神門穴，前列腺區。

（2）治療

每穴5分鐘，中等刺
激，急救時用針刺或牙
簽刺少衝穴、少澤穴、
心臟病特效穴1、勞宮
穴。也可牙咬少澤、少衝
穴。均用點、
招手法。勞宮
穴可加灸3
分鐘，一天
兩次，7天一
個療程（圖
184、185）。

圖 185

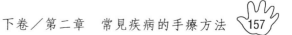

2.心律失常

包括心動過緩、心動過速。

（1）選穴

心臟病特效穴1、3，少府穴，全息心臟區（大魚際中心區），精心區，前列腺區（在第二、第三掌骨中線與天紋相交處，即在呼吸系統裡介紹的咳喘點）（圖185a、185b）。

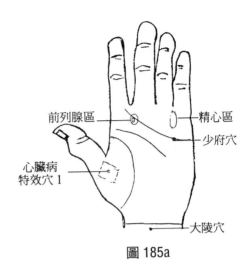

圖185a

（2）治療

每穴3～5分鐘，中等刺激，點、揉、掐手法。每天可進行1～2次治療。7天一個療程。

圖185b

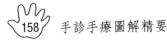

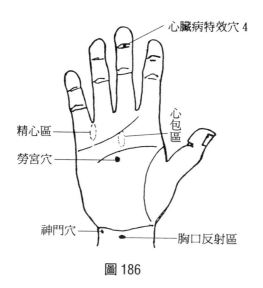

心臟病特效穴 4

精心區

心包區

勞宮穴

神門穴

胸口反射區

圖 186

3. 心肌供血不足

表現為胸悶、心悸、焦慮。

（1）選穴

心包區、精心區、心臟病特效穴 4、神門穴、勞宮穴。

（2）治療

每穴 5 分鐘，中等刺激，點、揉法。效果如不明顯，可加配穴胸口反射區，在腕橫紋中點，比大陵穴更靠近心端，在第二條橫紋中點（圖 186）。

4. 風濕性心臟病

（1）選穴

心臟病特效穴 1、3、4，少府穴，全息心臟區（大魚際區），風濕區（在大魚際區中艮位橈側），神門穴（圖

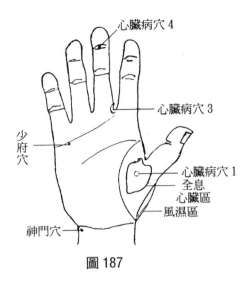

圖 187

187）。

（2）治療

每穴3分鐘，中等刺激。用點、揉、推法。在大魚際和風濕區用推法，餘穴用點、揉法。風濕區在按摩後加灸3分鐘。

5. 高血壓

（1）選穴

陽谿穴，合谷穴，落零五穴，血壓反應區，高血壓穴，勞宮穴，腎穴1、4。高血壓穴位置：手背第三掌指關節後橈側，動脈搏動處。

（2）治療

主穴為高血壓穴、陽谿穴、合谷穴。配穴為落零五穴、血壓反應區。每穴3～5分鐘，中等刺激。用點、揉、推、

手診手療圖解精要

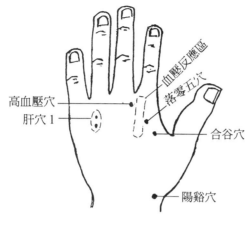

圖 188a

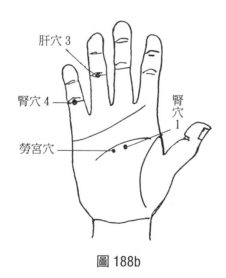

圖 188b

按法。如效果不明顯可加肝穴1、3，勞宮穴，腎穴1、4（圖 188a、b）。

6. 低血壓

（1）選穴
神門穴、合谷穴、腎穴 4、勞宮穴、升壓點、陽池穴。

（2）治療
首選神門穴、升壓點、勞宮穴，每穴 3 分鐘，中等刺激。配穴有合谷穴、腎穴 4（命門穴）、陽池穴（在手腕背正中大筋尺側）（圖 189、190）。

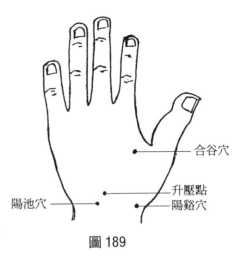

圖 189

7. 貧血

（1）選穴
勞宮穴，腎穴 1，胃、脾、大腸區，腎穴 4，肝穴 3，大陵穴。

（2）治療
主穴選勞宮穴，腎穴 1，胃、脾、大腸區。配穴為肝穴 3、腎穴 4、大陵穴。每穴 3 分鐘，中等刺激，可加艾灸，每穴 3 分鐘，重點是勞宮穴、腎穴 1（圖 191、192）。

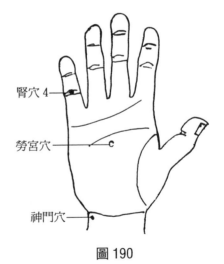

圖 190

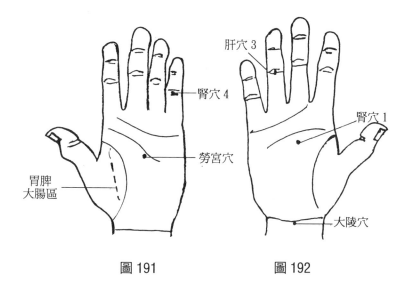

肝穴 3

腎穴 4

腎穴 1

勞宮穴

胃脾
大腸區

大陵穴

圖 191　　　　　　圖 192

8.中風偏癱後遺症

由腦血管在大腦內囊、丘腦區阻塞出血造成的一側上、下肢體運動障礙。這種病的治療方式很多，而手療是其中一種很有效的方法。患者亦可以自我按摩。這種病的治療涉及腦神經系統、循環系統、運動系統。

【治療原則】：多選擇刺激大腦的穴位，特別是幾個肢體康復要穴。配穴不在多，要精。手法不限於點、揉、按、推、掐，還有交叉、撥、搓、撇等手法。按摩前最好用中藥浸泡雙手，按摩後加艾灸。

（1）選穴

頭穴 1、2（頭穴 2 即第二掌骨全息頭穴，以下同），合谷反射區，陽谿穴，勞宮───腎上腺穴，腎穴 1，腎穴 2─輸尿管─膀胱反射區，腎穴 4，心穴（心臟病特效穴

4），胃、脾、大腸區，神門穴，大陵穴，肝穴1—膽穴1—腎穴5反射區。

運動障礙要酌情選穴，例如，肩關節選反射肩、關節特效穴；肘關節選後谿、合谷、少府、陽谿穴。腕關節選神門、少肩、二間、少澤、陽谷、陽池穴。下面補充介紹幾個穴的取穴位置。肩關節的反射肩：手背小指、掌指關節後方紅、白肉際，主治肩關節運動障礙。陽谷穴：手指腕橫紋尺側端，尺骨與三角骨之間，主治：偏癱。下肢穴可以選腰穴2、足穴2。

（2）治療

主穴5分鐘，配穴3分鐘，按摩後加灸3分鐘，中等刺激。依穴位不同用不同手法。指尖處用點、掐法；穴位按摩完後，撇、搓、撥患指的橈、尺兩側；最後用摩法結束按摩。每天一次，10天一個療程，配合足部按摩效果更佳（圖193～198）。

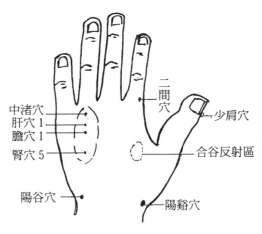

中渚穴
肝穴1
膽穴1
腎穴5

二間穴
少肩穴
合谷反射區

陽谷穴
陽谿穴

圖193

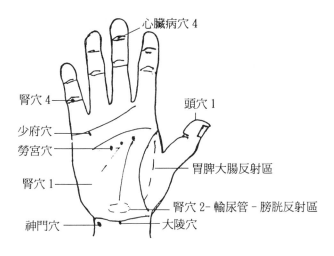

圖 194

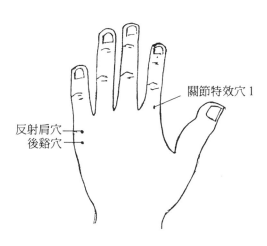

圖 195

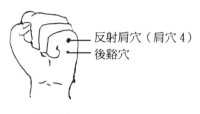

反射肩穴（肩穴4）
後谿穴

圖 196

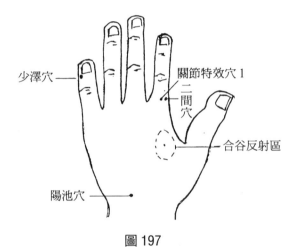

少澤穴

關節特效穴1
二間穴

合谷反射區

陽池穴

圖 197

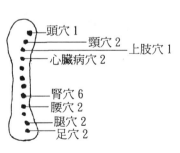

頭穴1
頸穴2　上肢穴1
心臟病穴2

腎穴6
腰穴2
腿穴2
足穴2

圖 198

9. 靜脈曲張

（1）選穴

第二掌骨全息腿、足穴，腎穴2－輸尿管－膀胱反射區，腎穴2（在腎穴1與三焦區之間），膀胱反射區（又稱膀胱反射2區，在腕橫紋上、生殖穴上緣）。腎穴2和膀胱反射2區的連線為輸尿管（圖199a、b）。配穴：足腿區，在勞宮穴與大陵穴連接中點。

（2）治療

點、揉法，用拇指、食指鉤、推、按。

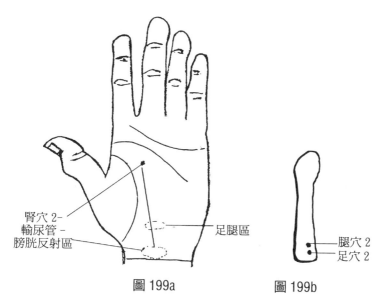

圖 199a　　　　圖 199b

第三節　內分泌系統疾病

一、常用穴位介紹

1. 肺穴 3

這個穴在手掌環指遠端與中端指骨褶紋中點。它是治療呼吸、內分泌系統、皮膚、消化系統疾病的常用穴。

2. 大腸穴 1

食指遠端與中端相接褶紋中點。

【主治】：胃腸和面部皮膚疾患。

3. 肺反射區（又稱肺穴 4）

手掌食指尺側第三節指骨骨底、無名指與小指第三指骨骨底之間，這兩處的橫面區域為肺反射區。

【主治】：肺部疾病和面部皮膚疾病（圖 200）。

4. 腎穴 2—輸尿管—膀胱反射區

這是三個穴位組成的反射

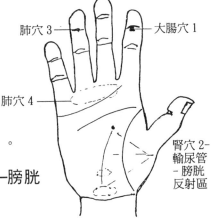

圖 200

區。腎穴 2 在手掌中心腎穴 1 橈側三焦區尺側；膀胱區在坎宮位與生殖穴反射區部分重疊，稱「膀胱 2 區」，以區別小魚際「膀胱 1 區」。

【功能】：排除體內毒素，調節泌尿系統及免疫功能。

5. 腎穴 4

小指掌側中節與近節指骨相交褶紋中點。

【主治】：腎陽虛、內分泌紊亂、月經不調。

6. 生殖 2

掌側小指下水星丘。

【主治】：月經不調、男性生殖系統病（圖 201）。

7. 三焦區（又稱胃、脾、大腸區）

以下稱胃腸穴 1。手掌大魚際地紋橈側狹長反射區。

【主治】：消化系統疾病、皮膚病（圖 201）。

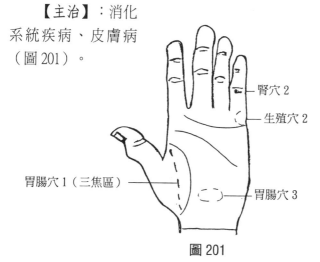

腎穴 2

生殖穴 2

胃腸穴 1（三焦區）

胃腸穴 3

圖 201

8. 胃腸穴 3（又稱健針三里區）

手掌心勞宮穴與大陵穴的中點連線上，水平身向左向右與同身寸各一個穴，三穴組成健針三里區。

【主治】：胃病、消化不良、腸功能紊亂、皮膚病（圖 201）。

9. 胸腹區（又稱胃腸穴 2）

以手背第三掌骨為中心，左起第二掌骨尺側，右起第四掌骨的指掌關節橈側凹陷，遠端為手背第三掌指關節下方，近端至 2、4 掌骨中點稍後這一長方形反射區。在這裡仔細尋找幾個敏感點：①腹泄點—第三掌骨中點，稍下是②背心穴，依次是③小腸點、④胃點、⑤脾點、⑥外勞宮（與內勞宮對應）。

【主治】：消化系統疾病、內分泌疾患、心臟病代謝疾病、胸椎病（圖 202）。

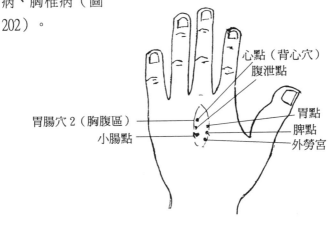

圖 202

10. 胰腺反射區

胰反射區有兩處，Ⅰ區是全息手診圖中胰腺位置，Ⅱ區是胃和十二指腸之間反射區。

【主治】：胰腺和內分泌疾病。

11. 糖尿病反應Ⅰ區

地紋起端稍下橈側。

【主治】：糖尿病。

12. 糖尿病反應Ⅱ區

小魚際區、乾宮位，小指與環指指間垂線正通過Ⅱ區中心。

【主治】：同Ⅰ區。以上3穴見圖203。

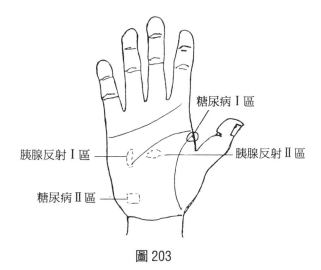

糖尿病Ⅰ區

胰腺反射Ⅰ區 —— 胰腺反射Ⅱ區

糖尿病Ⅱ區 ——

圖 203

13.糖尿病專用穴

手掌中指第三指褶紋中點向腕橫紋中點做一垂直連線,分成15等分,這其中的1、2、3、12、16穴點(從腕部算起)為治療糖尿病專用穴(圖204)。

14.甲狀腺穴1、2

掌面拇指掌指關節之後靠近尺側尋找敏感點。

【主治】:甲亢、甲狀腺功能紊亂、泌尿系感染、結石、病理性骨折(圖205)。

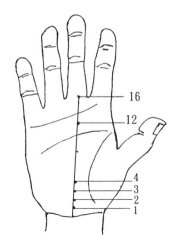

圖204　糖尿病專用穴

二、手療方法

1.糖尿病

(1)選穴

【主穴】:①專用穴1、2、3、12、16,如糖尿病症狀為骨性,選1、2、3穴;如胃腸症狀明顯,選12、16穴;腎性肺部症狀選16穴。②勞宮—腎上腺。

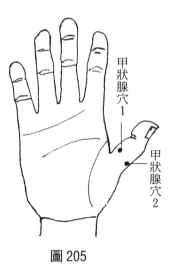

圖205

【配穴】:腎虛選腎穴4、肝穴3;多食善饑選胃腸穴1、大腸穴1、胃腸穴3;多飲、口渴等肺部病變選肺穴3。

【基礎穴】：

即不論什麼類型均須用的穴位，糖尿病Ⅰ、Ⅱ區，胰腺反射區。

（2）治療

標本兼治，久病肝腎俱虛，且心陽不足、血淤，選基礎穴，每穴3分鐘；主穴每穴5分鐘；配穴3分鐘。點、揉、推、按法全用，肝、腎區均用補法，上、中焦用瀉法。每天1次，10次一個療程。按摩後可加艾灸3分鐘。糖尿病需多種方法配合治療（圖206、207）。

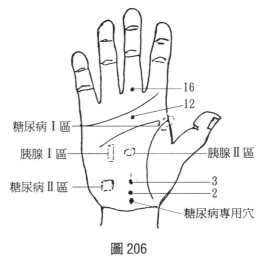

圖206

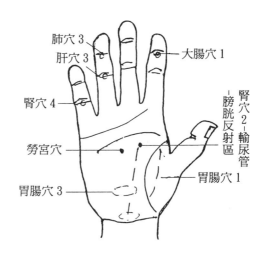

圖207

2. 甲狀腺機能亢進

以多吃、多飲、消瘦、心悸、情緒急躁等症狀為主，血中 T_3、T_4 指標異常。病因是甲狀腺功能異常。

（1）選穴

甲狀腺穴為主穴，針對病因症狀選腦垂體穴、心悸點（少府穴）、多汗點、勞宮穴、三焦區、精心區、肺穴3、肝穴1～3、腎穴1、4等。配穴：肝穴1—膽穴1反射區、胸腹反射區（圖208）。

（2）治療

每穴3分鐘，中等刺激，三焦區、肺穴採瀉法，肝、腎採補法，甲狀腺穴、腦垂體穴平補平瀉。10天一個療程。可作為甲亢的一個輔助治療手段（圖209～212）。

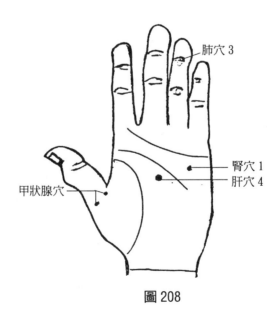

肺穴3

腎穴1
肝穴4

甲狀腺穴

圖208

手診手療圖解精要

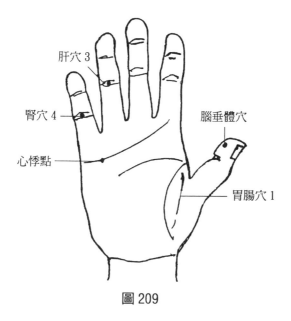

肝穴 3

腎穴 4

心悸點

腦垂體穴

胃腸穴 1

圖 209

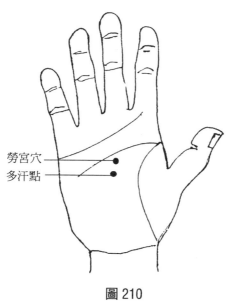

勞宮穴

多汗點

圖 210

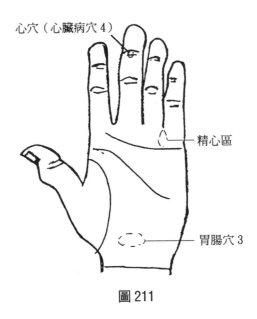

心穴（心臟病穴４）

精心區

胃腸穴３

圖211

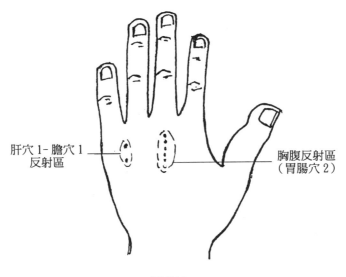

肝穴１-膽穴１
反射區

胸腹反射區
（胃腸穴２）

圖212

 手診手療圖解精要

第四節　代謝性疾病

本節只介紹肥胖症的手療方法，這種病是由先天遺傳、後天飲食不當造成的，歸為代謝性疾病。

（1）選穴

胃腸穴1、2，勞宮穴—腎上腺區，為主穴。配穴為肝穴3、腎穴4、關衝穴、三焦點、整個環指按摩區（環指對消化吸收影響較大）、腎穴2—輸尿管—膀胱區、便秘點（手背食指與中指之間，食指褶橈側）、腦垂體穴、肝穴1—膽穴1反射區、肝穴4—膽穴3反射區、陽池穴。

（2）治療

主穴5～10分鐘，中等偏強刺激；配穴3分鐘，除點、揉、推、按法外，撇、撥、搓法都要用，尤其對整個環指兩側。按摩後加灸。同時配合控制飲食，加強鍛鍊及口服中西藥（圖213～215），並使用手心穴外敷中藥療法。

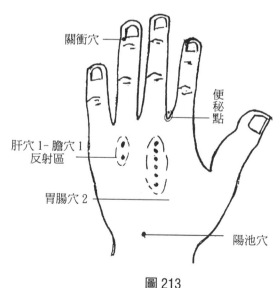

關衝穴

便秘點

肝穴1-膽穴1反射區

胃腸穴2

陽池穴

圖213

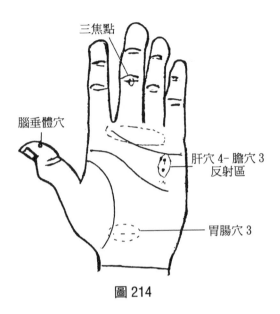

三焦點

腦垂體穴

肝穴 4 - 膽穴 3
反射區

胃腸穴 3

圖 214

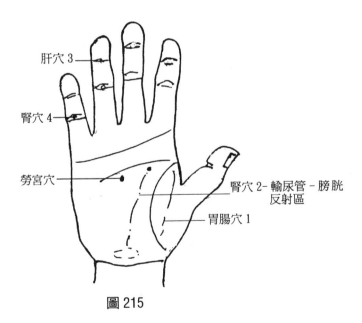

肝穴 3

腎穴 4

勞宮穴

腎穴 2 - 輸尿管 - 膀胱
反射區

胃腸穴 1

圖 215

手診手療圖解精要

第五節　皮膚科疾病

一、穴位介紹

1. 全息肺：指第一全息肺（手診圖）。

2. 胃腸穴1：手診圖中第一全息胃、脾、大腸區。

3. 胃腸穴3。

4. 肺穴4。

5. 肺穴3。

6. 大腸穴1。

7. 肝穴3。

8. 腎穴4。

9. 合谷穴。

10. 心穴。

11. 腎穴2—輸尿管—膀胱區。

這些穴的位置及作用在前文已陸續介紹過，此處略。

為便於記憶，這裡把幾個專門調節肺功能的穴位重新編號。

肺穴1：指全息手診圖中的肺區；

肺穴2：指第二掌骨全息圖中的心肺穴，也就是心血管特效穴2號；

肺穴3：指環指中末節褶折中點的肺穴，是手療中運用最多的肺穴；

肺穴4：指手掌的肺反射區；

肺穴5：大魚際區偏橈側狹長區（又稱胸腔呼吸區）。

二、手療方法

1. 痤瘡

（1）選穴

肺穴 1、3，胃腸穴 1、3，大腸穴 1，三焦點。配穴：肝穴 3、腎穴 2—輸尿管—膀胱反射區、腎上腺、合谷穴（圖 216～218）。

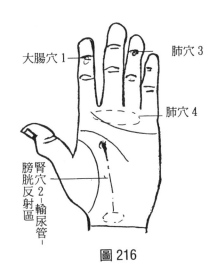

圖 216

（2）治療

【青春型】：瀉胃腸穴 1、三焦點、胃腸穴 3、肝穴 3、腎穴 2-輸尿管-膀胱區；補肺穴 1、3、4，腎上腺穴。

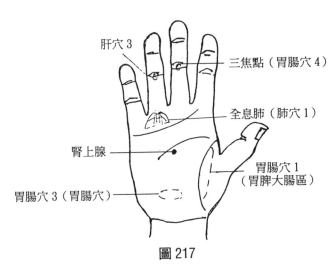

圖 217

【過敏體質】：腎上腺、腎穴 4、合谷穴、胃腸穴，均用補法。手法上多用點、推法；每穴 3～5 分鐘。按摩前飲溫開水一杯，治療效果更好。

2.黃褐斑

（1）選穴

腎穴 1、4，生殖穴 1、2，肝穴 3，肺穴 3、4，腎上腺穴，胃腸穴 1（圖 219、220）。

（2）治療

每穴 3 分鐘。點、揉、推法。腎穴、生殖穴、肝穴用補法，肺穴、胃腸穴 1 用瀉法。

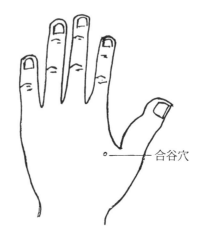

合谷穴

圖 218

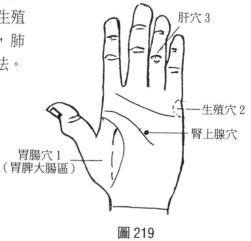

肝穴 3

生殖穴 2

腎上腺穴

胃腸穴 1
（胃脾大腸區）

圖 219

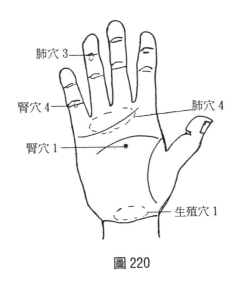

肺穴 3

腎穴 4

肺穴 4

腎穴 1

生殖穴 1

圖 220

3. 蕁麻疹

這是一種典型的過敏性全身皮疹，又叫「風疹」。

（1）選穴

肺穴 3、4，胃腸穴 1，三焦點，肝穴1、3，腎穴 2—輸尿管—膀胱反射區。配穴：心穴（又稱心血管特效穴 4）、陽池穴、合谷穴（圖 221、222）。

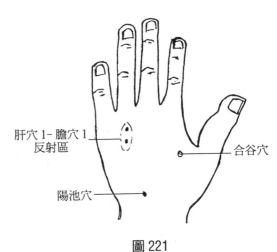

肝穴 1-膽穴 1
反射區

合谷穴

陽池穴

圖 221

手診手療圖解精要

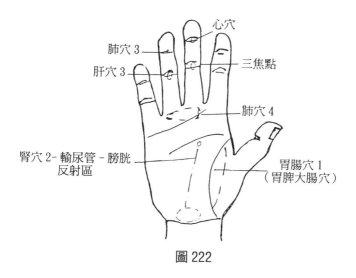

心穴

肺穴3

肝穴3

三焦點

肺穴4

腎穴2-輸尿管-膀胱
反射區

胃腸穴1
（胃脾大腸穴）

圖222

（2）治療

首選腎穴2反射區、胃腸穴1、三焦點，均用瀉法。肝穴1~3視病人情況，整體虛弱者用補法，否則用瀉法。肺穴3、4均用補法。陽池、合谷穴平補平瀉。

4.濕疹

（1）選穴

腎穴2—輸尿管—膀胱反射區、肺穴3、肝穴3、胃腸穴1、合谷穴（圖223、224）。

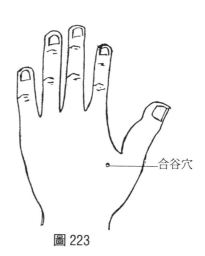

合谷穴

圖223

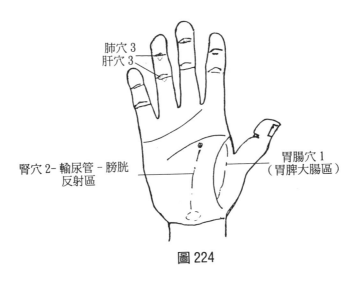

肺穴 3
肝穴 3

腎穴 2-輸尿管-膀胱
反射區

胃腸穴 1
（胃脾大腸區）

圖 224

（2）治療

腎穴 2、胃腸穴 1 均用拇指或食指點、推（食指末端彎曲），每穴 3 分鐘，5 天一個療程，禁食過敏、辛辣食物。

5. 牛皮癬

（1）選穴

肺穴 3，胃腸穴 1、3，三焦點，肝穴 3，腎穴 1，腎上腺—勞宮穴。配穴：大腸穴 1、腎穴 2—輸尿管—膀胱反射區、脾點穴（圖 225）。

（2）治療

每穴 5 分鐘，肺穴、胃腸穴、脾穴用補法，肝穴 3、三焦點穴、腎穴 2—輸尿管—膀胱反射區用瀉法。

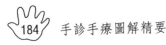

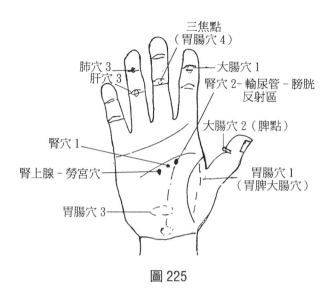

三焦點
（胃腸穴4）

肺穴3
肝穴3

大腸穴1

腎穴2-輸尿管-膀胱
反射區

大腸穴2（脾點）

腎穴1

腎上腺-勞宮穴

胃腸穴1
（胃脾大腸穴）

胃腸穴3

圖225

第六節　消化系統疾病

一、穴位介紹（圖226～230）

消化系統的穴位在手療中應用很廣，不僅限於消化系統，但名稱多易混淆，為便於學習重新編排名稱。

（一）專門調節肝膽的穴位

1.肝穴1

手背第四掌骨、掌指關節後1同身寸，尺側。
【主治】：肝臟疾患。

2. 肝穴 2

指第二掌骨側全息穴中的肝點。
【主治】：同上。

3. 肝穴 3

指手掌環指二、三指褶紋相接中點。
【主治】：肝病、眼病。

4. 肝穴 4

在掌側天紋下，四、五指間垂線與天紋交點下緣。
【主治】：肝病。

5. 膽穴 1

位置在肝穴 1 的近端一點。
【主治】：膽囊疾病。

6. 膽穴 2

位置與肝穴 2 同，治療膽病。

7. 膽穴 3

位置在肝穴 4 的近心端一點。
【主治】：膽病。

在臨床應用中，肝穴 1 與膽穴 1 組成肝穴 1-肝穴 1 反射區，共同治療肝膽及其他疾患。肝穴 2 與膽穴 2 功用同。肝穴 4 與膽穴 3 構成肝穴 4-膽穴 3 反射區，治療肝膽病。

（二）調節胃、腸兩個系統的穴位

1.胃腸穴1

在手掌地紋橈側狹長帶，即上文所講的胃、脾、大腸反射區，三焦區。

【主治】：消化、皮膚、代謝等疾病。

2.胃腸穴2

手背正中第三掌骨平分線穿過這一相同區域，又稱「胸腹反射區」，內含胃、小腸、脾、大腸等諸反應點。

【主治】：胃、腸及胸部疾病。

3.胃腸穴3

指掌側勞宮穴與大陵穴之間中點位置，即健針三里區位置，又稱胃腸點。

4.胃腸穴4

即原來的三焦點，在中指掌側第二指褶紋中點。

【主治】：消化不良、小腸病變、皮膚病、潰瘍病。

（三）專門調節胃功能的穴

1.胃穴1

地紋起端位置。

【主治】：胃病。

2. 胃穴2

指第二掌骨全息穴中的胃點。

【主治】：胃病。

3. 胃穴3

在掌面中指的中線與大魚際交界處偏橈側。

【主治】：同上。

（四）專門調節小腸功能的穴位

1. 小腸穴1

掌側食指二、三指褶紋中點。

【主治】：消化不良，尤其是小兒消化不良。

2. 小腸穴2

第二掌骨全息中的十二指腸點。

【主治】：十二指腸潰瘍。

3. 小腸穴3

掌側中指線與大魚際交界處偏尺側。

【主治】：十二指腸疾病。

（五）專門調節大腸穴功能的穴位

1. 大腸穴1

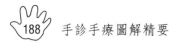

掌側食指一、二指褶紋中點。

【主治】：胃腸病、皮膚病。

2. 大腸穴 2

即原來的脾點，拇指掌側末節指骨褶紋中點。

【主治】：消化不良、慢性結腸炎。

3. 大腸穴 3

即第二掌骨全息穴中的下腹點。

【主治】：大腸病變。

4. 大腸穴 4

掌側人紋尺頭相交處（在第二火星丘），在手診圖中的結腸區。

【主治】：大腸疾病。

（六）其他穴位（圖 226～230）

1. 合谷穴（又稱萬能穴）

手背一、二掌骨間，近第二掌骨中點。

【主治】：神經、消化、呼吸、心血管、運動等諸多病症。

2. 前頭點

食指第二指骨褶紋橈側紅、白肉際。

【主治】：急性胃腸炎。

3. 關衝穴

【主治】：
消化不良、口瘡。

4. 便秘點

手背食指、中指
指根部尺側緣。
【主治】：便
秘。

5. 商陽穴

手背食指橈側甲
角0.1寸處。
【主治】：胃腸
病。

6. 呃逆點

背側中指第一指
關節褶紋中點。
【主治】：呃
逆。

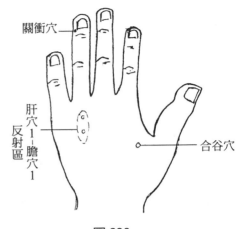

圖226

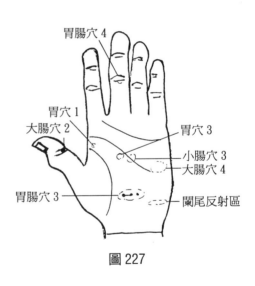

圖227

7. 後頭點

背側小指第二指關節褶紋尺側紅、白肉相間處。
【主治】：呃逆、後頭痛。

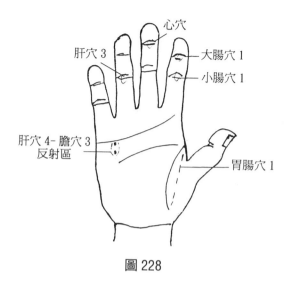

圖 228

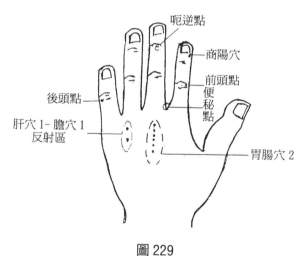

圖 229

8. 闌尾反應區

手掌小魚際區中乾位即手診圖闌尾區。

【主治】：慢性闌尾炎。

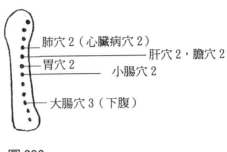

肺穴 2（心臟病穴 2）
肝穴 2，膽穴 2
胃穴 2
小腸穴 2
大腸穴 3（下腹）

圖 230

二、手療方法

1.急性胃炎

（1）選穴
前頭點、胃穴
2、胃腸穴 2。
（2）治療
點、揉、推、
按、掐幾種手法均
用。強度刺激。每
穴 5 分鐘。這裡僅
對症處置，病因要
清楚，症狀重還應
去醫院（圖 231、
232）。

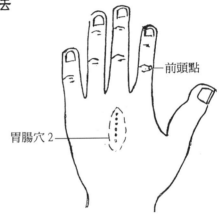

前頭點

胃腸穴 2

圖 231

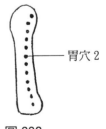

胃穴 2

圖 232

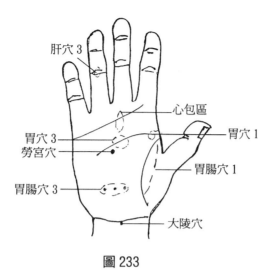

圖 233

2. 慢性胃炎

（1）選穴

胃腸穴1（三焦區）、胃腸穴3（胃腸點）、胃穴1、肝穴3。

（2）治療

中等強度，用補法，如伴焦慮配心包區、大陵穴，體弱配合谷穴，腎虛配勞宮穴。每穴3分鐘，每天一次，10次一個療程。可配合食療綜合治療（圖233）。

3. 胃、十二指腸潰瘍

（1）選穴

胃腸穴1、3、4，胃穴3，小腸穴2，多汗點。

（2）治療

點、揉、推、按手法，可強度刺激，每穴3分鐘。胃腸穴用補法，效果如不明顯配胃穴2、肝穴3、大陵穴（圖232、234）。

4. 慢性結腸炎

指晨起腹泄、飲食不合腹泄。

（1）選穴

胃腸穴1、2、4，肝穴3，腎穴4，大腸穴2。

（2）治療

腎穴、胃腸穴，均用補法，肝穴用瀉法。每穴3～5分鐘。按摩後可加灸（圖235、236）。

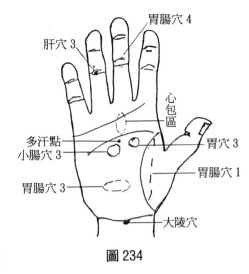

圖234

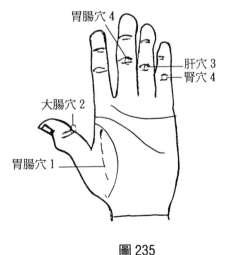

圖235

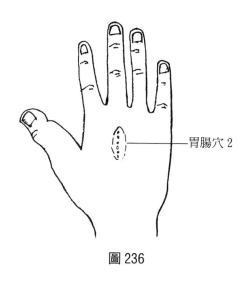

圖 236

5.膽囊炎、膽結石

（1）選穴

肝穴 1– 膽穴
1反射區，肝穴 4–
膽穴 3 反射區，肝
穴 2、3，胃腸穴
1。配穴：大陵穴
（圖 237～239）。

（2）治療

用點、揉法。
症狀發作時可強刺
激，用瀉法；疼痛
不止加偏頭點、關

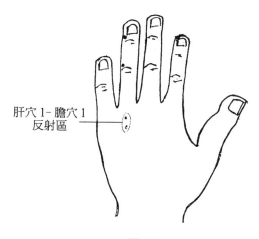

肝穴 1– 膽穴 1
反射區

圖 237

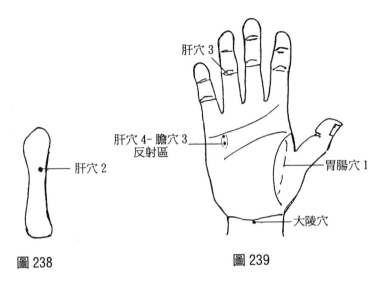

肝穴 3

肝穴 4- 膽穴 3
反射區

肝穴 2

胃腸穴 1

大陵穴

圖 238

圖 239

衝穴。

6.肝炎

指慢性肝炎、肝
炎恢復期。

（1）選穴

肝 4 個穴，膽 3
個穴，腎 1、4 穴，
胃腸穴 1～4，胃穴
1～3，內關穴。

（2）治療

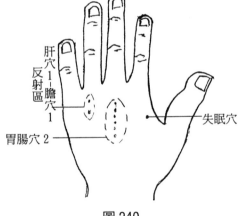

肝穴 1- 膽穴 1
反射區

胃腸穴 2

失眠穴

圖 240

肝區用瀉法，胃
區、胃腸區均用補法。每穴 3 分鐘，中等刺激。如伴心悸、
焦慮配心穴，失眠配失眠穴、催眠穴（圖 240～242）。

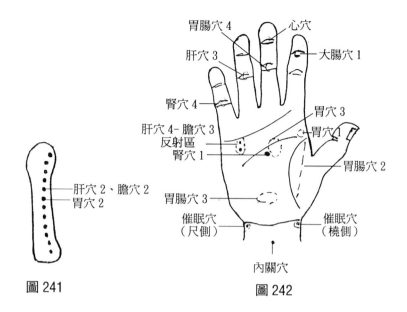

胃腸穴 4　　　　心穴

肝穴 3　　　　　　　　大腸穴 1

腎穴 4

肝穴 4- 膽穴 3　　　　　　　胃穴 3
反射區　　　　　　　　　　胃穴
腎穴 1　　　　　　　　　　　胃腸穴 2

胃腸穴 3

催眠穴　　　　　　　　催眠穴
（尺側）　　　　　　　（橈側）

內關穴

肝穴 2、膽穴 2
胃穴 2

圖 241　　　　　　　　　　　圖 242

7.闌尾炎

（1）選穴

闌尾區，大腸穴 3，胃腸穴 1、3。配穴：大陵穴或內關穴。

（2）治療

中等偏強刺激，闌尾區、胃腸穴均用瀉法。每穴 5 分鐘，每天一次，5 天一個療程。可配合中藥或西藥抗生素治療（圖 243、244）。

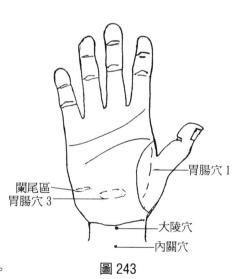

胃腸穴 1

闌尾區
胃腸穴 3

大陵穴

內關穴

圖 243

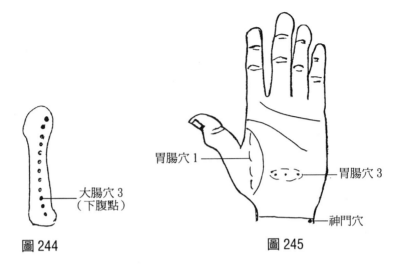

胃腸穴1

大腸穴3
（下腹點）

胃腸穴3

神門穴

圖244

圖245

8. 便秘（頑固性）

（1）選穴

便秘點、胃腸
穴 1、3。伴焦
慮，配神門穴。

（2）治療

每穴5分鐘，
中等刺激。每天兩
次，早上和晚間。
用點、揉、推法
（圖245、246）。

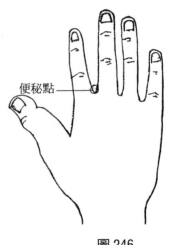

便秘點

圖246

9. 痔瘡

（1）選穴

胃腸穴1、大腸
穴1、會陰點、合谷
穴。配穴：生殖肛門
區、肛門反應點（拇
指尖區）。

（2）治療

用點、揉、推
法，每穴5分鐘，會
陰點可加灸5分鐘
（圖247、248）。

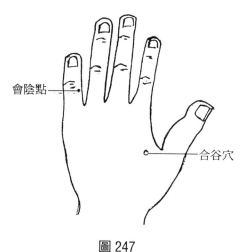

圖247

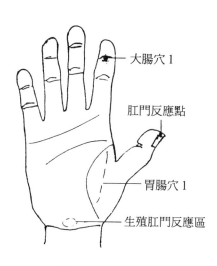

圖248

10. 呃逆

（1）選穴

呃逆點、後頭點、內關穴。配穴：胃腸穴1、肝穴1。

（2）治療

三個主穴每穴強刺激3分鐘，用點、揉瀉法。胃寒所致的用胃腸穴1，配胃穴1、3；肝火所致的瀉肝穴1，每穴3分鐘，寒者加灸（圖249、250）。

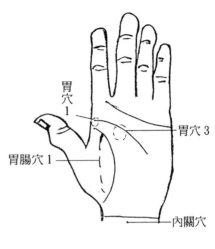

圖 249

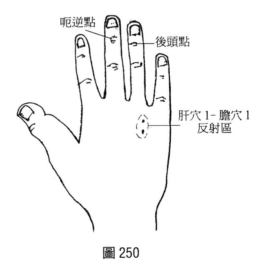

圖 250

第七節　呼吸系統疾病

一、穴位介紹（圖 251～255）

1.肺穴 2

即第二掌骨側全息穴中的心肺點。
【主治】：肺、心臟病。

2.肺穴 3

環指第三指節褶紋中點。
【主治】：呼吸系統病。

3.肺穴 4（又稱肺咽反射區）

手掌食指下木星丘尺側至太陽丘與水星丘橈側的狹長區為肺反射區，中指指掌關節處即土星丘處為咽反射區。
【主治】：肺、咽喉病。

4.肺穴 5（又稱胸腔呼吸區）

手掌大魚際艮宮位的尺橈側狹長區。
【主治】：感冒，肺、支氣管炎，哮喘。

5.咳喘點（又稱前列腺區）

手掌食、中指間垂線與天紋交會處。
【主治】：哮喘、咳嗽。

6. 少商穴

掌面橈側拇指甲 0.1 寸處。
【主治】：咳嗽、咽喉痛。

7. 魚際穴

手掌第一掌骨橈側中點處。
【主治】：咳嗽、哮喘、扁桃體炎。

8. 大腸穴 1

位置、主治見前文。

9. 合谷穴

位置、主治見前文。

10. 鼻穴 1、2、3

1號穴：又稱鼻痛點，手背合谷穴下凹陷處。主治：鼻炎。
2號穴：手掌拇指尖內外兩側圓形帶。主治：鼻炎。
3號穴：十指指尖處。主治：鼻炎。

11. 鼻穴 4

又稱手太陽穴，小指外側中點紅、白肉相間處。
【主治】：鼻塞。

12. 掌拇穴

拇指掌側掌指關節後與拇指掌骨小頭三角區上。

【主治】：支氣管炎、咳嗽（注意不要與上述的魚際穴混淆，位置不一樣）。

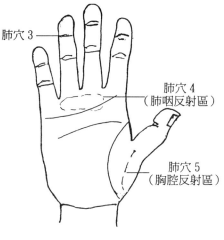

肺穴 3

肺穴 4
（肺咽反射區）

肺穴 5
（胸腔反射區）

圖 251

13. 靠山穴

手掌拇指掌根盡處、腕橫紋橈側端稍前。

【主治】：咳嗽、痰多。

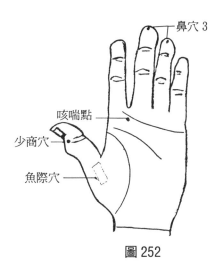

鼻穴 3

咳喘點

少商穴

魚際穴

圖 252

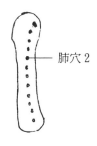

肺穴 2

圖 253

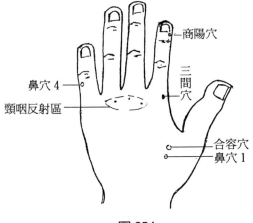

圖 254

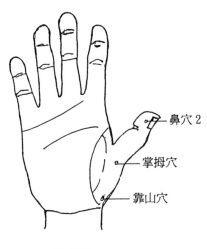

圖 255

14. 商陽穴

【主治】：感冒、咳嗽。

15. 三間穴

微握拳，食指掌指關節後、橈側凹陷處。

【主治】：咽喉腫痛，鼻、咽、口腔病，眼病。

二、手療方法

1. 感冒（流感、普通感冒）

（1）選穴

肺穴 5（又稱呼吸胸腔區）、魚際穴、合谷穴。配穴：太淵穴。

【主治】：流感、哮喘、咽喉炎。

（2）治療

每穴 3～5 分鐘，中等刺激，多用推、搓、點、揉法。如出現鼻、咽等症狀時，加肺穴 4、鼻穴 1～4。頭痛：頭點諸穴（圖 256、257）。

2. 支氣管炎

（1）選穴

肺穴 3、肺穴 4（肺反射區）、肺穴 2、掌拇

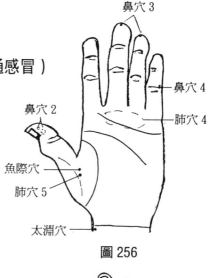

圖 256

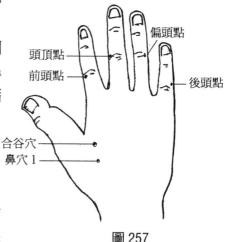

圖 257

穴、魚際穴。配穴：靠山
穴、胃腸穴1、勞宮穴、
合谷穴、淋巴反射區、頸
咽區。

（2）治療

每穴3～5分鐘，中
等刺激。痰黃者，瀉肺穴
2、3、4，肝穴3，頸咽
區；痰白者，補肺穴2、
3、4，胃腸穴1，勞宮穴
（圖258～260）。

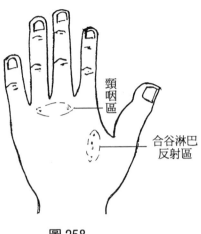

頸咽區

合谷淋巴
反射區

圖258

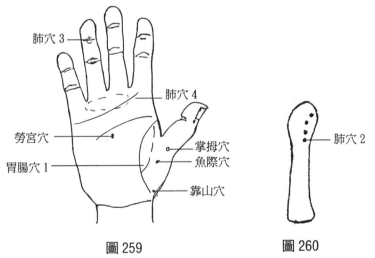

肺穴3

肺穴4

勞宮穴

胃腸穴1

掌拇穴

魚際穴

靠山穴

肺穴2

圖259

圖260

3. 哮喘

（1）選穴

咳喘點、肺穴4、肺穴2、肺穴5。配穴：腎穴1、4，胃腸穴1，大腸穴2（脾點）、合谷穴。

（2）治療

急則治標，選咳喘點，肺穴2、4。配穴：胃腸穴1。緩解時補腎穴1、4，瀉肝穴3，補胃腸穴1、胃腸穴3、肺穴4。每穴3～5分鐘，中等刺激（圖260～262）。

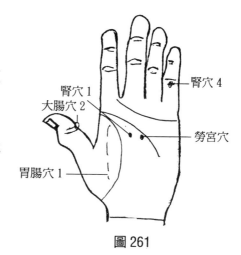

圖 261

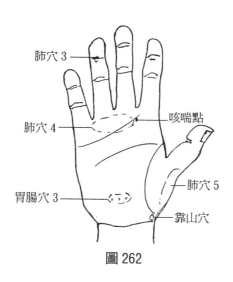

圖 262

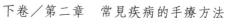

5.肺炎

手療可作為恢復期的輔助治療。

選穴

肺穴 2～5、合谷穴。依症狀配加：掌拇穴、胃腸穴 2、靠山穴（圖 260～264）。

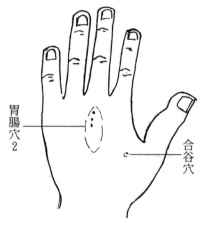

圖 263

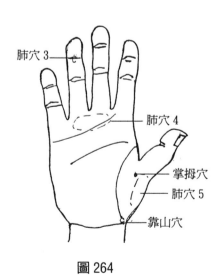

圖 264

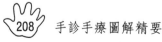

第八節　五官科疾病

一、穴位介紹（圖 265～269）

1. 頸咽反射區

手背中指第三掌骨遠端，此區包括咽頭點、頸頂點。咽頭點編為「咽喉1」，靠近三、四掌指關節；頸頂點在第二指間區凹陷處。

【主治】：咽喉炎、落枕、肩胛痛。

2. 耳咽區

手掌中指第一指節根部中央區，包括食指根部。

【主治】：耳、咽疾病，眩暈。

3. 眼穴 1、2、3

1號穴：手掌小指第三指褶紋中點或偏左、偏右。主治：眼病、老花眼。

2號穴：手背大拇指第一指節（遠節）橫紋尺側。主治同上。

3號穴：手掌食指根部尺側至中指根部橈側。主治：眼疾、花眼、眼中異物。

4. 二間穴

手背食指第二指關節橈側前凹陷處。

【主治】：咽喉痛、牙痛、假性近視、瞼腺炎。

5. 關衝穴

【主治】：耳鳴、耳聾、眼病、咽喉腫瘤。

6. 咽點（咽喉2）

掌側拇指第二指褶紋中點。
【主治】：咽喉病、嘔吐。

7. 中渚穴

手背第四掌指關節後橈側凹陷中。
【主治】：眼疼、喉痛、耳痛、耳鳴、耳聾。與肝穴1-膽穴1反射區組成眩暈反射區。

8. 肝穴1-膽穴1反射區

【主治】：由肝病所致眼疾、耳疾。

9. 腎穴1

手掌正中。
【主治】：由腎引起的耳病。

10. 牙痛1、2、3、4號穴

1號穴：手掌中指末節指肚痛點，主治牙痛。
2號穴：手掌中、環指中線下行至天紋下緣，三、四掌骨頭與指骨縫隙中與手背咽頭點相對應，是治牙痛的輔助穴。
3號穴：手掌大魚際區牙痛部位敏感點，作用同上。

4 號穴：頸咽區（手背）中指的掌指關節尺側。

【主治】：牙痛、急性扁桃體炎。

11. 養老穴

屈肘，掌心向胸轉，骨莖突尖的橈側骨縫中。

【主治】：目視不明、肩背酸痛、急性腰扭傷。

12. 液門穴

手背4、5指骨之間第一節近側凹陷內。

【主治】：牙痛、咽喉痛。

13. 扁桃體反射區

手掌大拇指第一指節橫紋下內、外兩側，呈條狀反射區。

14. 大骨孔

手背拇指第二指節中點。

【主治】：眼內異物、中風語塞、胸痛。

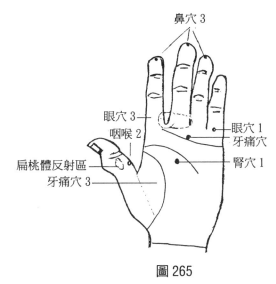

圖 265

15. 鼻穴 1、2、3、4

【主治】：各種
鼻炎，包括上呼吸道
病引發的鼻塞。

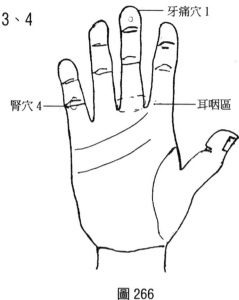

圖 266

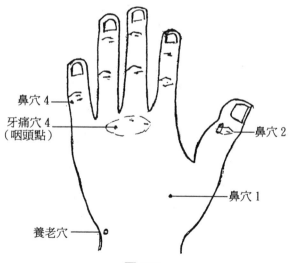

圖 267

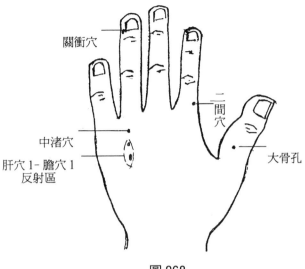

關衝穴

二間穴

中渚穴

肝穴1-膽穴1
反射區

大骨孔

圖268

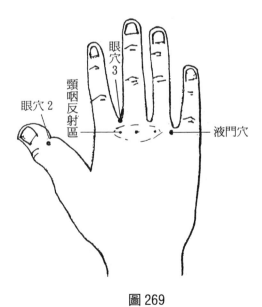

眼穴3

頸咽反射區

眼穴2

液門穴

圖269

二、手療方法

1.鼻炎

（1）選穴

鼻穴1、2、3，肺穴3，大腸穴1。配穴：合谷穴、太淵穴、鼻穴4（手太陽）、胃腸穴1、大腸穴2。

（2）治療

【過敏性鼻炎】：鼻1號穴配合谷穴、大腸穴1、肺穴3，用補法，每穴3分鐘。

【鼻竇炎】：瀉胃腸穴1、肝穴3，鼻1、2、3號穴，肺穴3，合谷穴補，每穴3～5分鐘，點、揉、推法。感冒引起的加鼻穴4（手太陽穴）、太淵穴（圖270、271）。

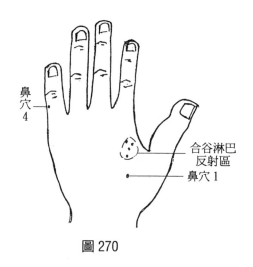

圖270

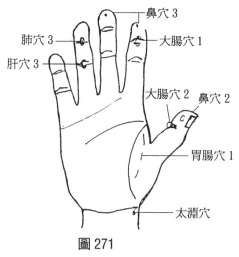

圖271

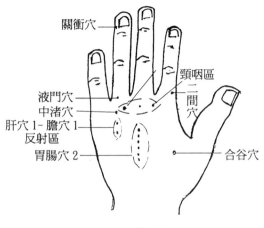

關衝穴

頸咽區

二間穴

液門穴
中渚穴
肝穴1-膽穴1
反射區
胃腸穴2

合谷穴

圖272

2. 咽炎

指急慢性咽炎、喉炎。

（1）選穴

咽部（指頸咽反射區）
所有專用穴、二間穴、合谷
穴。

（2）治療

用點、揉法，可強刺激
5分鐘，配太淵穴，主治上
感；配肝穴3，治肝膽引發
的咽炎；配胃腸穴1、胃腸

肝穴3

咽喉2
胃腸穴1

太淵穴

圖273

穴2治胃腸病引起的咽炎；配液門、中渚治由腎虛所致咽
炎；配關衝穴治三焦病變所致咽炎（圖272、273）。

3. 扁桃體炎

（1）選穴

扁桃體反射區、肺穴4區、耳咽反射區、頸咽區、咽點、少商穴、後頭點、合谷穴、淋巴反射區。

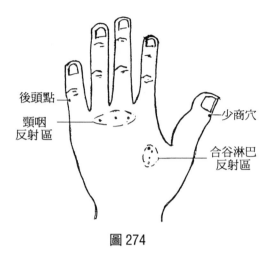

圖 274

（2）治療

首選扁桃體反射區，耳咽、頸咽反射區。強刺激，每穴5分鐘，效果不明顯配大陵穴、肝穴3、胃腸穴1、腎穴2-輸尿管-膀胱反射區，均用瀉法（圖274、275）。

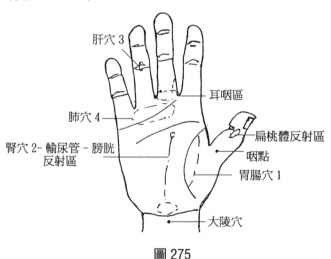

圖 275

4. 牙齦炎和牙周炎引起的牙痛

牙痛根本治療仍需找口腔科醫生，這裡介紹的是止痛和輕症牙病的治療。

（1）選穴

牙痛 1～4穴。牙痛穴4在頸咽區，故圖中標示出「頸咽區」。配穴：胃火牙配胃腸穴1、胃腸穴3；腎虛配腎穴3、4，合谷穴；肝火配肝穴1。

（2）治療

急則治標，選穴以止痛為主，針對病因有火就瀉之，對腎虛所致的仍需用補法。每穴5分鐘，強刺激（圖276、277）。

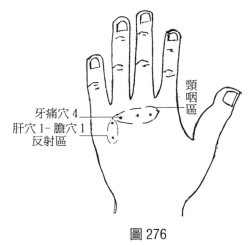

牙痛穴4
肝穴1-膽穴1
反射區
頸咽區

圖276

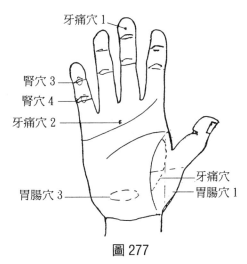

牙痛穴1
腎穴3
腎穴4
牙痛穴2
胃腸穴3
牙痛穴
胃腸穴1

圖277

5. 青光眼

手療可作為青
光眼的輔助療法。

（1）選穴

眼穴 1、2、
3，養老穴，勞宮
穴，腎穴 3、4，
肝穴 1、3。

（2）治療

主穴為眼穴

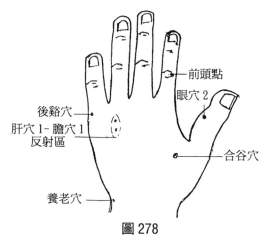

圖 278

1、2、3，養老穴。配穴：肝穴 1、3，腎穴 3、4，勞宮穴。
伴頭痛焦慮加前頭點、心穴、大陵穴、後谿穴。每穴 3～5
分鐘，刺激中等。肝穴用瀉法，腎穴用補法。10 天一個療
程（圖 278、279）。

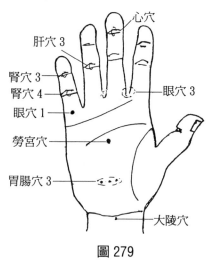

圖 279

6. 白內障

（1）選穴

眼穴 1～3，肝穴 1、3，配合谷穴、勞宮穴、養老穴、腎穴 4。

（2）治療

每穴 5 分鐘，中等刺激，每天 1 次，10 天一個療程。按摩後加灸 3 分鐘。這種方法可預防白內障的發生、發展（圖 280、281）。

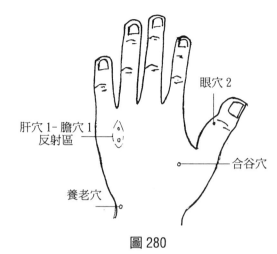

肝穴 1- 膽穴 1 反射區
眼穴 2
合谷穴
養老穴

圖 280

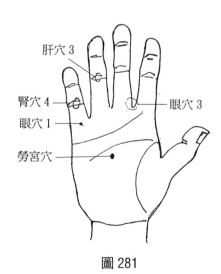

肝穴 3
腎穴 4
眼穴 3
眼穴 1
勞宮穴

圖 281

7. 假性近視

（1）選穴

眼 1、3 穴，合谷穴，商陽穴，肝 1、3 穴，勞宮穴。

（2）治療

每穴 3 分鐘，中等刺激，可配腎穴 1（圖 282、283）。

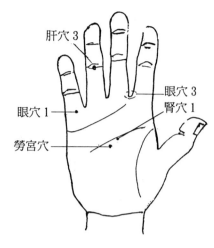

圖 282

8. 電腦視力疲勞綜合症

指長時間使用電腦導致的視力惡性損害。

（1）選穴

眼 1、2、3 穴，養老穴，肝 1、3 穴，腎 1、4 穴，勞宮穴，後谿穴，二間穴，配頸咽區、合谷穴。

（2）治療

每穴 3 分鐘，刺激中等，補法。加胃腸穴 1、腎穴 2 - 輸尿管 - 膀胱反射區，用瀉法。再配合眼部按

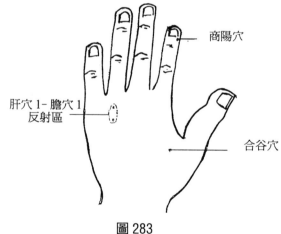

圖 283

摩和適當休息就可治癒和預防此病（圖 284、285）。

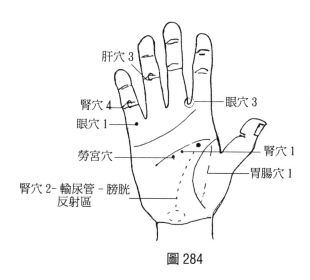

肝穴 3

腎穴 4
眼穴 1

勞宮穴

腎穴 2- 輸尿管 - 膀胱
反射區

眼穴 3

腎穴 1

胃腸穴 1

圖 284

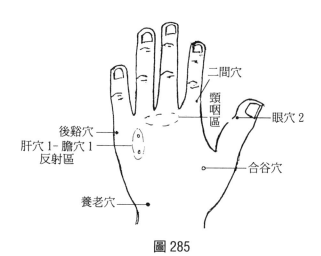

二間穴

頸
咽
區

後谿穴

肝穴 1- 膽穴 1
反射區

養老穴

眼穴 2

合谷穴

圖 285

9. 老花眼

嚴格講這不是一種病，而是機體衰老的表現，依中醫講，滋肝補腎即可明目。

（1）選穴

眼1、3穴，養老穴，肝1、3穴，腎1、3、4穴，勞宮穴，甲狀腺穴，合谷穴。

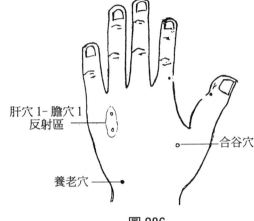

肝穴1-膽穴1
反射區
合谷穴
養老穴

圖286

（2）治療

每穴3分鐘，點、揉法為主，每天1次，10天一個療程（圖286、287）。

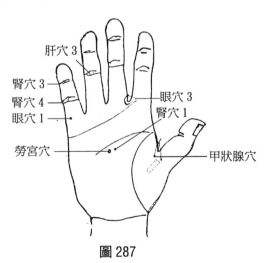

肝穴3
腎穴3
腎穴4
眼穴1
眼穴3
腎穴1
勞宮穴
甲狀腺穴

圖287

10. 眼瞼炎（針眼病）

（1）選穴

商陽、二間、
合谷穴。

（2）治療

每穴 3 分鐘，
中等刺激，點、
揉，瀉法。禁食辛
辣（圖 288）。

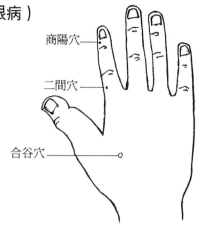

商陽穴

二間穴

合谷穴

圖 288

11. 迎風淚（淚腺炎）

（1）選穴

眼 1、3 穴，肝
1、3、4 穴，腎穴
4，養老穴。

（2）治療

肝穴均用瀉法，
眼穴、腎穴用補法，
每穴 3 分鐘，點、
揉、推法。加灸法 3
分鐘。效果不明顯加
後谿穴、腎穴 2 - 輸
尿管 - 膀胱反射區
（圖 289、290）。

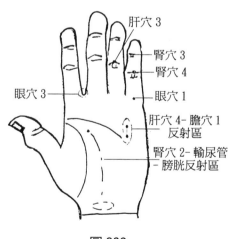

肝穴 3
腎穴 3
腎穴 4
眼穴 3
眼穴 1
肝穴 4-膽穴 1
反射區
腎穴 2-輸尿管
- 膀胱反射區

圖 289

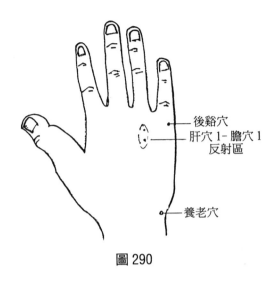

後谿穴
肝穴1－膽穴1
反射區

養老穴

圖290

12. 肝性眼病

指因肝血不足或肝陽上亢致眼澀、眼痛症狀。

（1）選穴

眼穴3、頭穴2、肝穴1－膽穴1反射區、後谿穴。

（2）治療

每穴3分鐘，肝穴用瀉法，腎穴用補法（圖291、292）。

13. 耳聾、耳鳴（腎虛性）

腎性耳病：指因腎虛所致耳鳴、耳聾。

（1）選穴

耳反射區（手掌無名指指根部橈側至小指指根部尺側）、肝穴1－膽穴1反射區、腎穴4。配穴：液門、中渚穴。配穴：耳咽反射區。

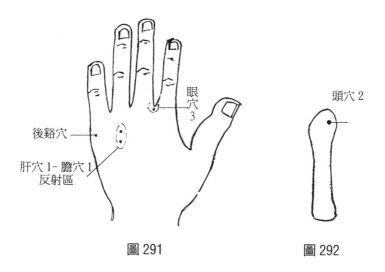

眼穴3

後谿穴

肝穴1-膽穴1反射區

頭穴2

圖291

圖292

（2）治療

腎穴用補法，每穴5分鐘，肝穴用瀉法，點、揉耳反射區，每穴平均3分鐘，中等刺激（圖293、294）。

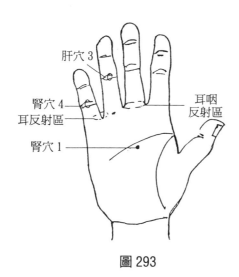

肝穴3

腎穴4
耳反射區

腎穴1

耳咽反射區

圖293

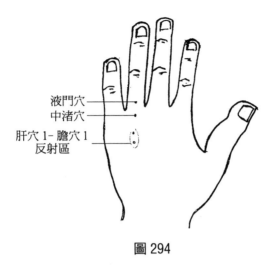

液門穴
中渚穴
肝穴1-膽穴1
反射區

圖 294

14. 藥物性耳聾

（1）選穴

腎上腺，腎穴2－輸尿管－膀胱反射區，肝2、3穴。

（2）治療

腎穴2用瀉法，5分鐘；腎上腺，肝2、3穴用補法，每穴3分鐘。效果不明顯配大腦穴、關衝穴、少衝穴、少澤穴（圖295～297）。

15. 中耳炎

（1）選穴

耳咽反射區，耳反射區，中衝穴，肝穴1－膽穴1反射區，腎1、4、5穴，合谷穴，淋巴反射區。

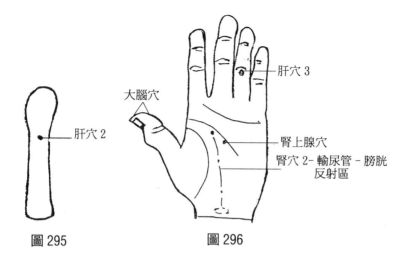

肝穴 3

大腦穴

肝穴 2

腎上腺穴

腎穴 2- 輸尿管－膀胱
反射區

圖 295

圖 296

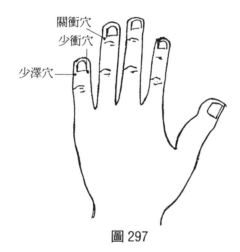

關衝穴

少衝穴

少澤穴

圖 297

（2）治療

主穴：耳咽區、耳反射區、合谷穴、淋巴區。配穴：肝
穴 1－膽穴 1 反射區，腎穴 1、2、4、5，液門、中渚、中衝
穴，頸咽區。腎穴 1、2、4、5，每穴 5 分鐘，中等刺激。肝

穴和腎穴 2 - 輸尿管 - 膀胱反射區及合谷穴、淋巴反射區均
用瀉法（圖 298、299）。

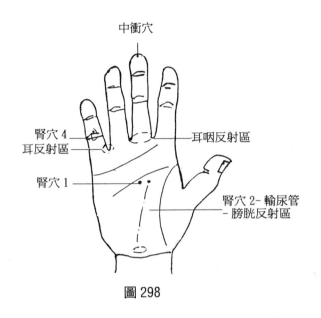

中衝穴

腎穴 4 —————   —— 耳咽反射區
耳反射區 —————

腎穴 1 —————

        —— 腎穴 2 - 輸尿管
         - 膀胱反射區

圖 298

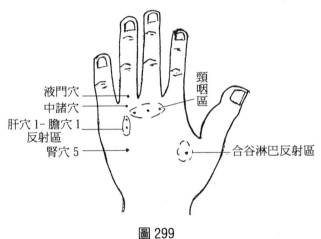

液門穴 —————   頸
中諸穴 —————   咽
         區
肝穴 1 - 膽穴 1
反射區

腎穴 5 —————   —— 合谷淋巴反射區

圖 299

第九節　泌尿系統及男科疾病

一、穴位介紹（圖 300～305）

1. 陽池穴

見前章介紹。

2. 勞宮－腎上腺穴

手握拳，中指指尖與環指指尖之間，但並不是如有些書上所講在手心正中，它與下面介紹的腎穴1（有稱手心穴）近鄰，在其尺側。對腦神經、心血管、血質、內分泌、免疫功能（補腎壯陽）、消化系統均有作用，而且是雙向調節。作用同足底之湧泉穴。

3. 腎穴1

在手掌正中，在勞宮穴－腎上腺穴橈側。

【主治】：泌尿、腎功能性疾病，有補腎保健作用。

4. 腎穴2

在腎穴1與胃腸穴1同一水平的中間。

【主治】：泌尿系感染、結石、機體排毒。

它與膀胱2區、輸尿管構成腎穴2－輸尿管－膀胱反射區。膀胱2區：在坎宮位，腕橫紋上部與生殖穴1重疊。腎穴2與膀胱2區的連線即輸尿管區，這三個穴點構成的反射

區對整個機體的代謝起調節作用，對泌尿系（腎、輸尿管、膀胱）病變均有預防和治療作用。

5. 腎穴 3

在手掌小指第一指褶紋中點。

【主治】：遺尿、前列腺肥大、腎虛。

6. 腎穴 4

手掌小指第二指褶紋中點、腎穴 3 下面。

【主治】：腎、內分泌調節功能低下、手足寒涼（即通常講的腎陽虛）、月經不調、男子性功能障礙、更年期結合症、不孕症。

7. 腎穴 5

手背第四掌骨尺側緣近端 1／4 處，在肝穴 1 – 膽穴 1 反射區近端。

【主治】：腰腿痛、骨質增生（骨刺）、耳疾。

8. 腎穴 6

第二掌骨全息穴腎點。

【主治】：泌尿系病引起的腰酸腿痛、運動腰扭傷、腰椎間盤突出、腰肌勞損。

9. 大陵穴

見前章介紹。

10. 列缺穴

兩手交叉，一手食指壓在另一手橈骨莖突上，食指盡端凹陷處，二筋之間。

【主治】：陰莖痛、咽喉痛。

11. 肝穴1–膽穴1反射區

見前章介紹。

12. 腰腿反射區

橈側頭在手背第三掌骨近端橈側到第二掌骨尺側緣。尺側頭到第四掌骨的橈側緣一條橢圓形長帶。尺側頭與橈側頭兩點為治腰痛的2個特效穴。

【主治】：運動性腰腿痛、坐骨神經牽拉痛、泌尿系病引起的腰酸、婦科病引起的腰不適。

13. 生殖反射穴1（簡稱生殖穴1）

坎宮位。

【主治】：男、女生殖系統病。

14. 生殖反射穴2（簡稱生殖穴2）

在水星丘。

【主治】：女性更年期綜合症。

15. 膀胱1區

小魚際中的乾位。

【主治】：膀胱病變、小兒遺尿、內分泌疾病。

16. 生殖反射穴3（簡稱生殖穴3）

手背腕兩側凹陷處，每隻手有兩個反射點（註：這兩個點不是陽谿與陽谷穴）。

【主治】：男性生殖系統疾病。

17. 女性生殖穴（簡稱生殖穴4）

在手腕橫紋盡頭凹陷處，比太淵穴、神門穴更靠近腕側面。

【主治】：女性生殖系統疾病、腰酸。有催眠作用，故又稱催眠穴。

18. 地神穴

手掌腕橫紋遠端，大魚際區中點處。

【主治】：男子性功能障礙、陽痿、早泄。

19. 少府穴

在小指第一指節和第五掌骨頭縫隙中。

【主治】：小便不利、泌尿系結石引發的心悸、月經不調。

20. 三毛穴

在手背大拇指第一指節橫紋裡側，呈長形的病理反射點。

【主治】：夜尿症，尤其是小兒遺尿；前列腺肥大。

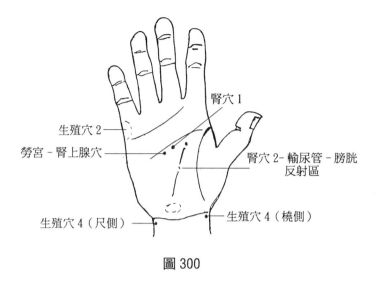

生殖穴 2

勞宮 - 腎上腺穴

腎穴 1

腎穴 2- 輸尿管 - 膀胱
反射區

生殖穴 4（尺側）

生殖穴 4（橈側）

圖 300

21. 脊柱反射區

手背第五掌骨尺側區域。

【主治】：腎虛、結石引
發的脊背酸痛。

22. 第二掌骨全息穴群

見前章介紹。參
閱圖 164。

腎穴 3

腎穴 4

少府穴

膀胱 1 區

生殖穴 1

地神穴

大陵穴

圖 301

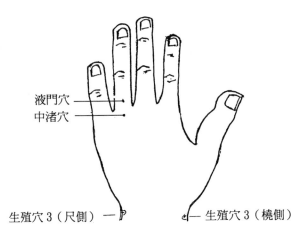

液門穴 ——

中渚穴 ——

生殖穴 3（尺側）—— 　　 —— 生殖穴 3（橈側）

圖 302

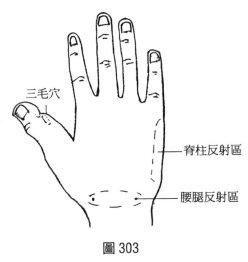

三毛穴

脊柱反射區

腰腿反射區

圖 303

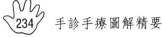

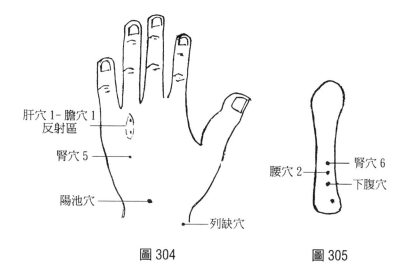

肝穴 1 - 膽穴 1
反射區

腎穴 5

陽池穴

列缺穴

圖 304

腰穴 2

腎穴 6

下腹穴

圖 305

二、手療方法

1. 泌尿系感染

症狀：尿頻、尿
急、尿痛、腰酸。

（1）選穴

腎穴 1，腎穴 2 -
輸尿管 - 膀胱反射區，
勞宮穴，腎穴 3、4。

（2）治療

每穴 5 分鐘，用瀉
法。必要時配列缺穴
（圖 306、307）。

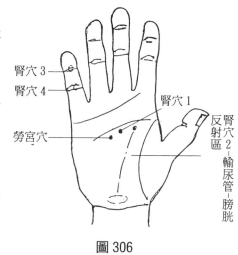

腎穴 3

腎穴 4

腎穴 1

勞宮穴

腎穴 2 - 輸尿管 - 膀胱反射區

圖 306

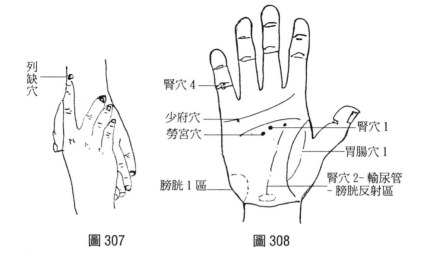

圖 307　　　　　　　　圖 308

2. 前列腺炎伴肥大

（1）選穴

腎穴 2 - 輸尿管 - 膀胱反射區、腎穴 1、勞宮穴。可配
腎穴 4，合谷穴，肝穴 1 - 膽穴 1 反射區，膀胱 1 區，少府
穴，腎 5、6 穴，三毛穴，胃腸穴 1，下腹穴。

（2）治療

每穴 3～5 分鐘，中等刺激。腎穴 2 反射區、胃腸穴 1
用瀉法。腎 4、6 穴，膀胱 1 區，合谷穴用補法。少府、三
毛穴的手法可強一些。按摩後加灸，每灸 3 分鐘（圖 308～
310）。

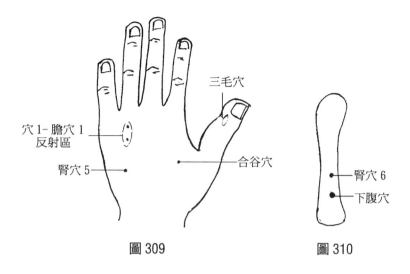

穴 1- 膽穴 1
反射區

腎穴 5

三毛穴

合谷穴

圖 309

腎穴 6

下腹穴

圖 310

3. 泌尿系結石

（1）選穴

腎穴 2 - 輸尿管 - 膀胱反射區、列缺穴、大陵穴。配穴：太淵穴、少府穴、腰腿反射區、腎穴 6、腰穴 2（指第二掌骨側全息穴中的腰穴）。

（2）治療

按摩前要飲水。每穴 5 分鐘。大陵穴、列缺穴、少府穴、腎穴 6、腰穴 2 要用重手法點、揉；腎穴 2 反射區用推、按法，緩而有力；腎陽虛配腎穴 4，生殖穴 1、2。按摩後可加灸 3 分鐘（圖 311～313）。

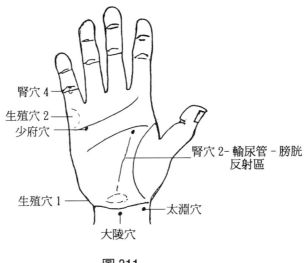

圖 311

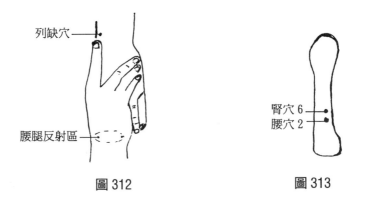

圖 312   圖 313

4. 尿失禁

指排尿失去意識控制，尿從膀胱流出。中醫認為與腎虛和脾、肺氣虛有關。

手診手療圖解精要

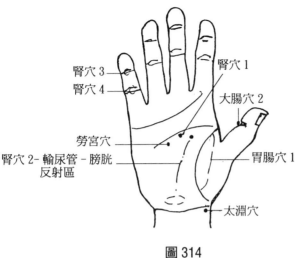

圖 314

（1）選穴

胃腸穴1、腎穴1～4、腎穴2－輸尿管－膀胱反射區。
可配大腸穴2、勞宮穴。

（2）治療

每穴3分鐘，補法，必要時加太淵穴，補法（圖314）。

5. 腎炎

初期或康復期。

（1）選穴

勞宮穴，腎1～6穴，膀胱1區，肝3、4穴。配合谷
穴、淋巴反射區、腎穴2－輸尿管－膀胱反射區、腰腿區、
腰穴2。

（2）治療

腎穴2反射區用瀉法，5分鐘，其餘均用補法；肝3、4

穴，合谷穴平補平瀉，每穴3分鐘（圖315~317）。

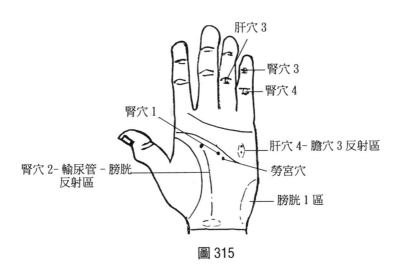

肝穴3
腎穴3
腎穴4
腎穴1
肝穴4-膽穴3反射區
勞宮穴
腎穴2-輸尿管-膀胱
反射區
膀胱1區

圖315

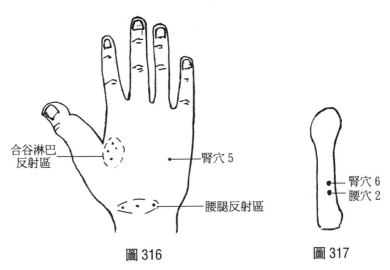

合谷淋巴
反射區
腎穴5
腰腿反射區

腎穴6
腰穴2

圖316

圖317

6. 男性性功能障礙

陽痿：

（1）選穴

腎上腺，腎穴1、4，生殖穴3，甲狀腺穴。配穴：肝穴1、3、4，腦垂體穴，腎穴2－輸尿管－膀胱反射區，陽池穴，胃腸穴1，地神穴，神門穴，合谷穴。

（2）治療

每穴3分鐘，中等刺激。腎陽虛，指腰酸、手足冷，腎1、4穴，生殖穴3、陽池穴用補法；脾氣急、尿黃、舌苔黃厚，腎穴2反射區、胃腸穴1用瀉法；如伴有高血脂症，肝1、3、4穴均用瀉法；如伴心悸、焦慮、失眠加心穴、神門穴、少府穴，用補法，每穴3分鐘（圖318、319）。

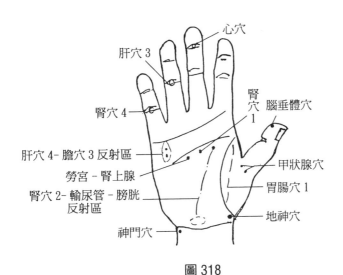

心穴
肝穴3
腎穴4
腎穴1
腦垂體穴
肝穴4-膽穴3反射區
勞宮－腎上腺
腎穴2-輸尿管－膀胱反射區
甲狀腺穴
胃腸穴1
地神穴
神門穴

圖318

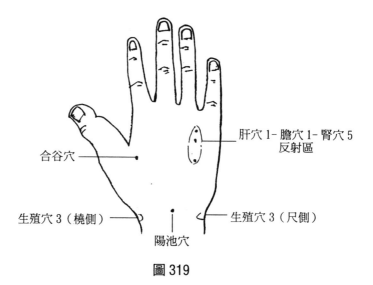

肝穴1-膽穴1-腎穴5
反射區

合谷穴

生殖穴3（橈側）

陽池穴

生殖穴3（尺側）

圖319

早泄：

（1）選穴

腎1、4穴，腦
垂體穴，膀胱1區；
配地神、合谷、陽池
穴。

（2）治療

每穴3分鐘，中
等刺激。腎1、4
穴，膀胱1區用補
法。此病還需心理及
必要的訓練療法配合
（圖320、321）。

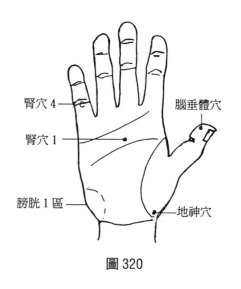

腎穴4

腎穴1

膀胱1區

腦垂體穴

地神穴

圖320

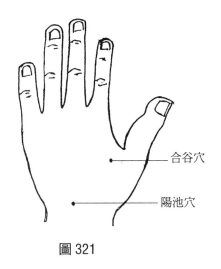

圖 321

7. 睾丸炎

（1）選穴
腎穴2－輸尿管－膀胱反射區、腎穴4、地神穴、生殖穴1、肝穴4。

（2）治療
中等刺激，每穴3分鐘，腎穴2反射區用瀉

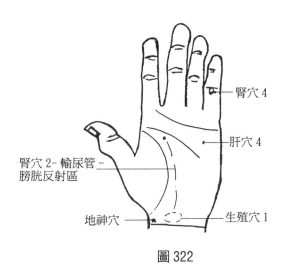

圖 322

法，若伴小腹痛，加第二掌骨全息下腹穴。腎穴4用補法，可加灸（圖322、323）。

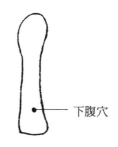

下腹穴

第二掌骨橈側全息穴

圖 323

第十節　婦科疾病

一、穴位介紹（圖 324～326）

本節所提穴位的取穴方法見前章。

1. 生殖穴 1、2

【主治】：月經不調、更年期綜合症、附件炎、子宮肌瘤等。

2. 生殖穴 3

【主治】：生殖系統疾病。

3. 生殖穴 4

【主治】：婦科病。

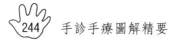

4. 合谷穴、太淵穴、少府穴、中衝穴、少衝穴

【主治】：婦科疾病，如月經不調、痛經、更年期綜合症等。

5. 肝穴 1~3、腎穴 1~6

【主治】：月經紊亂、痛經、更年期綜合症等。

6. 胸口反射區

掌側手腕第二道橫紋中點。

【主治】：乳腺病變，呼吸、循環疾病引發的胸悶氣短。

7. 腦垂體穴

拇指指肚中心。

【主治】：內分泌疾病，乳腺病變及子宮肌瘤。

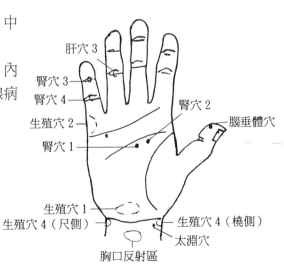

圖 324

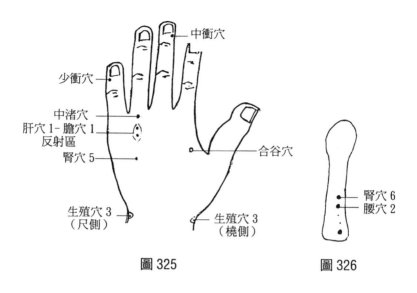

圖 325

圖 326

二、手療方法

1. 月經不調

（1）選穴

腎 1～4 穴，
肝 1、3 穴，生殖
1～4 穴。

（2）治療

每穴 3 分鐘，
點、揉為主，虛則
補之，實則瀉之。

圖 327

必要時加胃腸穴 1、大腸穴 2、腎穴 5（圖 327、328）。

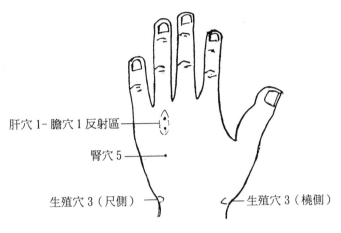

肝穴 1- 膽穴 1 反射區

腎穴 5

生殖穴 3（尺側）　　　　　　生殖穴 3（橈側）

圖 328

2. 痛經

（1）選穴

腎穴 4，陽池穴，生殖穴 1、2，太淵穴，大陵穴，少衝穴。

（2）治療

每穴 5 分鐘。寒性用腎穴 4、5，生殖穴 1、2，血淤加肝穴 3 瀉之，配太淵穴、大陵穴。腰痛明顯加陽池穴、腰腿反射區。

【注意】：在每次月經要來的前 3～5 天開始做，可防止痛經發生（圖 329、330）。

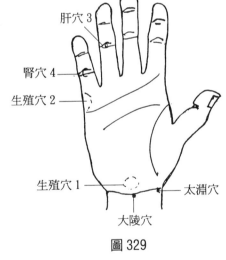

肝穴 3

腎穴 4

生殖穴 2

生殖穴 1　　　　　太淵穴

大陵穴

圖 329

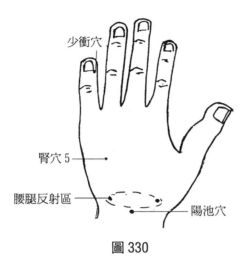

少衝穴

腎穴 5

腰腿反射區

陽池穴

圖 330

3.婦科炎性疾病

宮頸炎、附件
炎、慢性盆腔炎。

（1）選穴

腎穴 2－輸尿管
－膀胱反射區，生殖
穴 1、2、4，腎穴 4。

（2）治療

腎穴 2－輸尿管
－膀胱反射區用瀉
法，5 分鐘。生殖穴

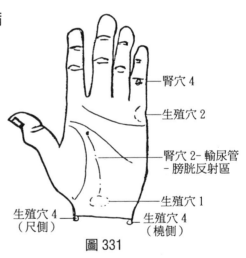

腎穴 4

生殖穴 2

腎穴 2-輸尿管
-膀胱反射區

生殖穴 1

生殖穴 4
（尺側）

生殖穴 4
（橈側）

圖 331

1、2、3 及腎穴 4 均用補法，腰酸痛加腰腿反射區（圖
331、332）。

 手診手療圖解精要

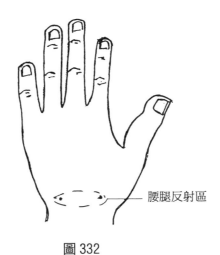

腰腿反射區

圖 332

4. 手足寒冷症

冬季手、足冰冷，多由腎陽虛所致。

（1）選穴

腎穴 4、勞宮穴、陽池穴、合谷穴。

（2）治療

每穴 3～5 分鐘，補法，按摩後加灸 3 分鐘（圖 333、334）。

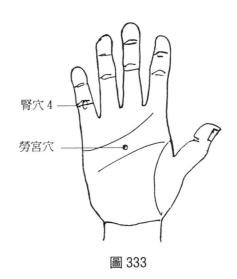

腎穴 4

勞宮穴

圖 333

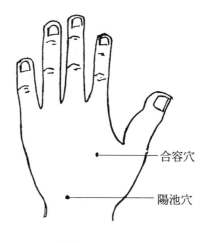

圖 334

5. 性冷淡

（1）選穴

勞宮穴，腎穴
1、4，生殖穴1、
4，肝穴3；可酌
選陽池穴、合谷
穴。

（2）治療

每穴5分鐘，
補法，必要時加心
穴、腦垂體穴，並
用心理調控（圖335、336）。

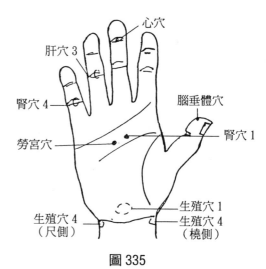

圖 335

手診手療圖解精要

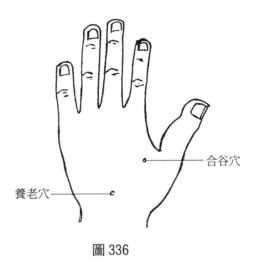

圖 336

6.卵巢囊腫

（1）選穴

生殖穴 1、2、4，腎穴 2－輸尿管－膀胱反射區，腎穴 4，勞宮穴。

（2）治療

每穴 5 分鐘用瀉法，其中腎穴 4、勞宮穴用補法。必要時加肝穴 3、4（圖 337）。

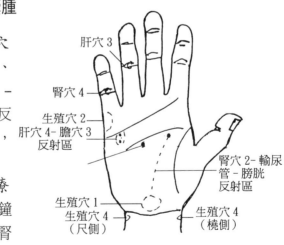

圖 337

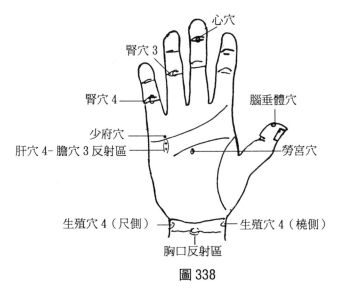

心穴

腎穴 3

腎穴 4

腦垂體穴

少府穴

肝穴 4- 膽穴 3 反射區

勞宮穴

生殖穴 4（尺側）

生殖穴 4（橈側）

胸口反射區

圖 338

7. 乳腺增生

（1）選穴

生殖穴 4，胸
口反射區，勞宮
穴，肝穴 1、3、
4，腎穴 4、5，合
谷穴。配穴：少府
穴、心穴。

（2）治療

每穴 5 分鐘，

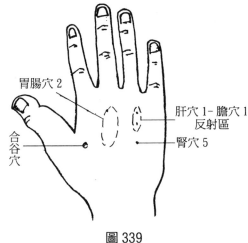

胃腸穴 2

肝穴 1- 膽穴 1
反射區

合谷穴

腎穴 5

圖 339

用瀉法，點、揉、推。可配腦垂體穴、胃腸穴 2。該病應
綜合治療（圖 338、339）。

8. 子宮肌瘤

（1）選穴

第二掌骨全息下腹穴，肝穴 2、3，腎穴 1、2、4、6，生殖穴 1、2，大腸穴2，腦垂體穴。

（2）治療

腎穴用補法，肝穴用瀉法，餘穴用平補平瀉法（圖340、341）。

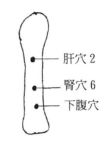

第二掌骨橈側全息圖

圖 340

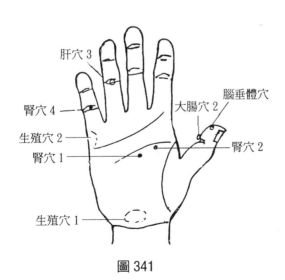

圖 341

9.更年期綜合症

（1）選穴

腎 1、2、4、
5 穴，陽池穴，神
衰穴，生殖穴 4，
肝 穴 1、3，心
穴，神門穴，多汗
點，心包區。

（2）治療

重在養肝滋
腎。腎穴用補法，
肝穴用瀉法，餘穴平補平瀉。中等刺激（圖 342、343）。

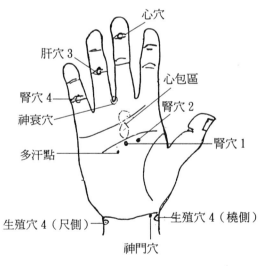

肝穴 1- 膽穴 1
反射區
腎穴 5
陽池穴

圖 342

心穴
肝穴 3
心包區
腎穴 4
神衰穴
腎穴 2
多汗點
腎穴 1
生殖穴 4（尺側）
生殖穴 4（橈側）
神門穴

圖 343

第十一節　兒科疾病

一、穴位介紹（圖 344～346）

1. 頭穴
2. 腦垂體穴
3. 肝穴 4 - 膽穴 3 反射區
4. 勞宮穴
5. 腎穴 1～4
6. 胃腸穴 1～3
7. 大腸穴 1、2
8. 小腸穴 1
9. 肺穴 3、4、5
10. 合谷穴
11. 甲狀腺穴
12. 咳喘點
13. 頸咽區
14. 咽喉 2
15. 三毛穴
16. 脊柱反射區
17. 陽池穴

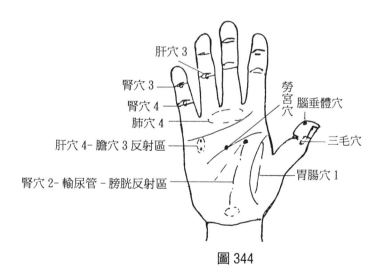

肝穴 3
腎穴 3
腎穴 4
肺穴 4
肝穴 4- 膽穴 3 反射區
腎穴 2- 輸尿管 - 膀胱反射區
勞宮穴
腦垂體穴
三毛穴
胃腸穴 1

圖 344

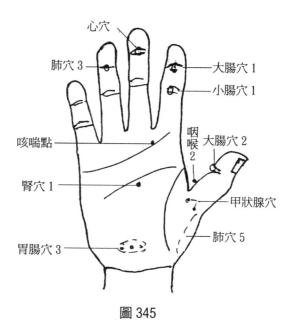

圖 345

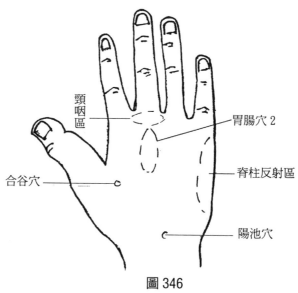

圖 346

手診手療圖解精要

二、手療方法

1.小兒發育不良

（1）選穴

甲狀腺穴，腦垂體穴，脊柱反射區，勞宮穴，腎穴1、
4，肝穴1－膽穴1反射區，胃腸穴1，大腸穴2，合谷穴，
陽池穴。

（2）治療

腎穴補法，肝穴瀉法，餘穴平補平瀉（但胃腸穴1以補
法為主）。每穴3分鐘，中等刺激。10天一個療程（圖347、
348）。

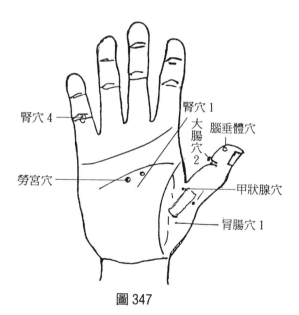

圖347

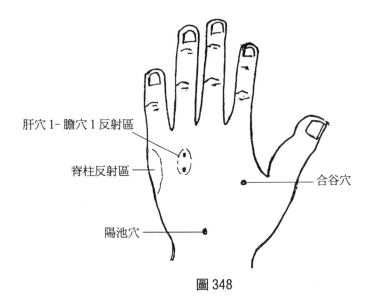

肝穴 1- 膽穴 1 反射區

脊柱反射區

合谷穴

陽池穴

圖 348

2. 消化不良

指食慾不振、偏食。

（1）選穴

胃腸穴 1~4，小腸穴 1，心穴，大腸穴 1，肺穴 3，肝穴 1、3、4，腎 1、4 穴，合谷穴，大腸穴 2。

（2）治療

健脾胃，舒肝補腎，調氣調血。手法除常規外，以艮位為起點順時針走八卦：巽、離、坤、兌、乾、坎、艮、震→明堂，用推、按法。腎、胃、腸穴用補法，肝穴用瀉法，每穴 3~5 分鐘。按摩後可加灸（圖 349、350）。

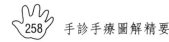

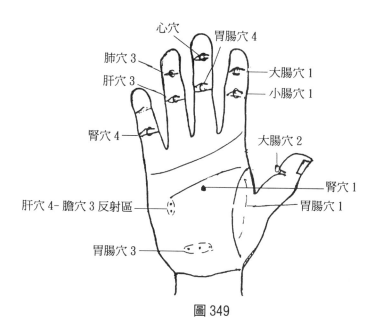

心穴
胃腸穴 4
肺穴 3
肝穴 3
大腸穴 1
小腸穴 1
腎穴 4
大腸穴 2
腎穴 1
肝穴 4- 膽穴 3 反射區
胃腸穴 1
胃腸穴 3

圖 349

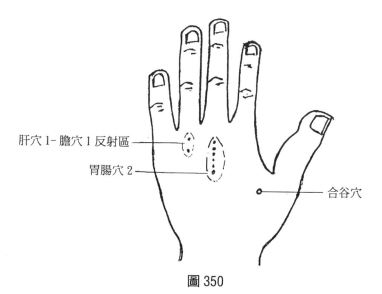

肝穴 1- 膽穴 1 反射區
胃腸穴 2
合谷穴

圖 350

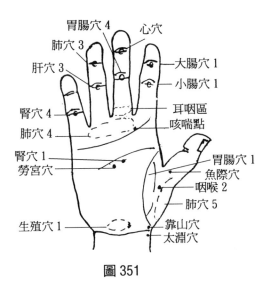

圖 351

3. 小兒咳喘

合併反覆上呼吸
道感染。

（1）選穴

咳喘點，肺穴 3、
4、5，胃腸穴 1，大腸
穴 1，耳咽反射區，頸
咽區，魚際穴，靠山
穴，腎 1、4 穴，肝穴
3，勞宮穴，心穴，小
腸穴 1，胃腸穴 4，生
殖穴 1，太淵穴，合谷
穴，咽喉 2。

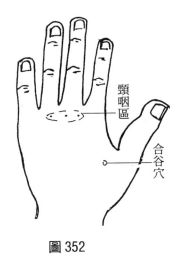

圖 352

手診手療圖解精要

（2）治療

急則治標，治咳平喘，用咳喘點、魚際穴、太淵穴、靠山穴。緩則治本，大腸穴、胃腸穴、腎穴、肺穴5、勞宮穴用補法（圖351、352）。

4. 小兒多動症

（1）選穴

肝穴1、3，勞宮穴，腎穴1、3、4，大腸穴1，胃腸穴1、3、4，腦垂體穴，精心區，心包區，心穴，失眠穴。

（2）治療

肝穴用瀉法，腎、脾、胃、心穴用補法，每穴3分鐘，中等刺激。10天一個療程。一天一次。必要時配陽池穴、肝穴4（圖353～355）。

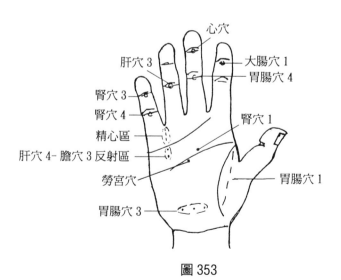

圖353

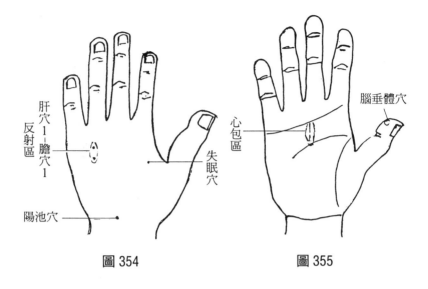

肝穴1—膽穴1反射區

失眠穴

陽池穴

心包區

腦垂體穴

圖354

圖355

5.遺尿症

（1）選穴

腎穴1～4穴，三毛穴，胃腸穴1，膀胱1區，生殖穴1、2。配穴為心穴、心包區、精心區、合谷穴。

（2）治療

每穴3～5分鐘。腎穴，胃腸穴1，生殖穴1、2用補法；三毛穴、精心區、心穴平補平瀉。心穴、精心區是調節腦神經功能的穴位，有助於遺尿的治療（圖356、357）。

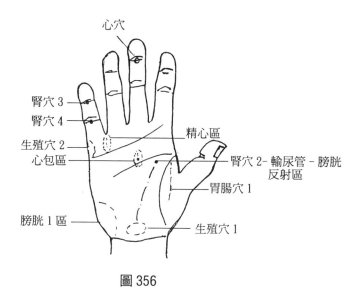

心穴

腎穴 3
腎穴 4
生殖穴 2
心包區

精心區

腎穴 2- 輸尿管 - 膀胱
反射區

胃腸穴 1

膀胱 1 區

生殖穴 1

圖 356

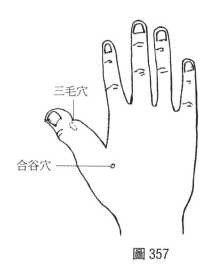

三毛穴

合谷穴

圖 357

第十二節　運動系統疾病

一、穴位介紹（圖 358～363）

1. 全息頸

第二掌骨全息穴頸點。
【主治】：頸部肌肉、關節疾患。全息頸簡稱頸穴 1。

2. 反射頸

掌面大拇指、掌指關節之間凹陷、橫紋邊。
【主治】：落枕、頸椎病。反射頸簡稱頸穴 2。

3. 大椎穴

手背第三掌骨遠端。
【主治】：落枕、頸肌勞損。

4. 落枕穴

手背第二掌指關節尺側緣。
【主治】：落枕。

5. 頸咽反射區（含頸咽點、頸頂點）

【主治】：落枕、頸椎病。

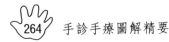

6. 脊柱反射區

【主治】：脊背酸痛。

7. 肩周炎穴（肩穴1）

手背第四指的第一節指掌關節處，有 5 個敏感點，構成了一個穴群。

【主治】：肩周炎。

8. 壯肩穴（肩穴2）

第一掌骨手背近端中點。

【主治】：肩部勞損。

9. 頸肩反射區（肩穴3）

掌側中指第一節根部兩側。

【主治】：肩周炎、肩部疾病。

10. 肩點穴（肩穴4）

手背小指根部橢圓形反射區。

【主治】：肩周炎。

11. 反射肩（肩穴5）

掌尺側小指掌指關節後方紅、白肉相間處，包含前谷穴、脊柱穴。

【主治】：肩周炎。

12. 脊柱點

小指背第三指關節褶紋尺側緣紅、白肉際。

【主治】：腰痛、肩胛痛。

13. 勞宮穴、合谷穴、大陵穴、陽池穴及胃腸穴2區

見前章介紹。

14. 腰腿反射區（腰腿穴1）

【主治】：腰椎間盤突出、腰肌勞損、坐骨神經痛及其他腰病。

15. 大骨孔穴

【主治】：風濕性關節炎。

16. 全息腰（腰穴2）

第二掌骨全息穴。從足穴算倒數第三點。

【主治】：腰扭傷、腰肌勞損。

17. 全息上肢（上肢穴1）

第二掌骨從頭穴算第三點。

【主治】：上肢運動損傷。

18. 上肢反射區（上肢穴2）

小指掌指關節尺側凹陷處，至腕橫紋尺側，與脊柱反射區有部分重疊，但脊柱反射區更靠近掌尺側緣。

【主治】：上肢運動損傷。

19.關節特效1穴（關節穴1）

食指橈側線與食指中間垂線之間，掌指關節前，橈側為二間穴。

【主治】：半身麻木，肩、膝關節酸冷痛。

20.足跟點（足穴1）

勞宮穴與大陵穴連接中點。

【主治】：足跟痛。

21.後谿穴

見前章介紹。

22.前頭點

見前章介紹。

23.陽谷穴

手背第五掌骨與腕骨之間凹陷處。

【主治】：腕、臂外側痛。

24.關節特效2穴（關節穴2）

掌側第二條橫紋外側（橈側）大魚際下方。

【主治】：風濕性關節炎、膝關節酸冷。

25. 全息腿（腿穴2）

第二掌骨側全息穴中腿點。

【主治】：腿病。

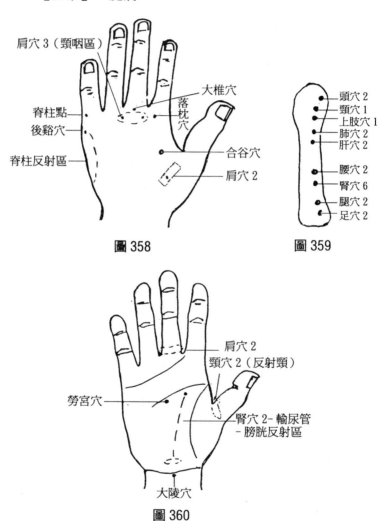

圖 358

肩穴3（頸咽區）
大椎穴
落枕穴
脊柱點
後谿穴
脊柱反射區
合谷穴
肩穴2

頭穴2
頸穴1
上肢穴1
肺穴2
肝穴2
腰穴2
腎穴6
腿穴2
足穴2

圖 359

肩穴2
頸穴2（反射頸）
勞宮穴
腎穴2-輸尿管-膀胱反射區
大陵穴

圖 360

26. 全息足（足穴2）

第二掌骨側全息穴中足點。

【主治】：足部病。

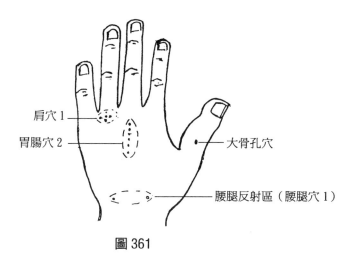

圖 361

肩穴1

胃腸穴2

大骨孔穴

腰腿反射區（腰腿穴1）

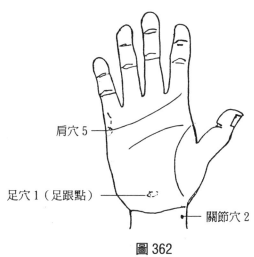

肩穴5

足穴1（足跟點）

關節穴2

圖 362

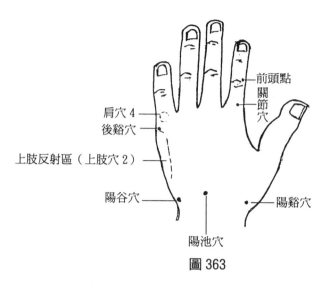

肩穴4
後谿穴
上肢反射區（上肢穴2）
陽谷穴

前頭點
關節穴

陽谿穴

陽池穴

圖363

二、手療方法

1.勁椎病

（1）選穴

頸穴1（全息頸）、頸穴2（反射頸）、頸咽反射區、肝穴1、腎穴1、肩穴3、大椎穴、上肢穴1。

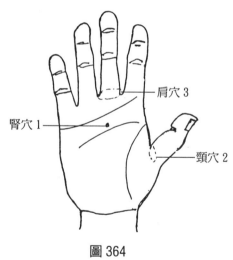

腎穴1

肩穴3

頸穴2

圖364

（2）治療

平補平瀉，中等刺激，每穴5分鐘。肝穴、腎穴可用補法。必要時配肩穴2（圖364～366）。

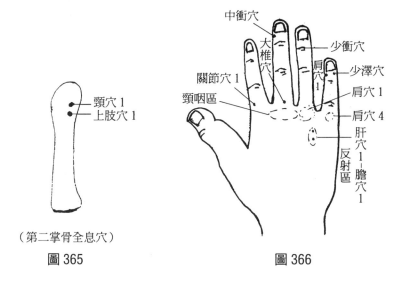

（第二掌骨全息穴）

圖 365

圖 366

2. 肩周炎

（1）選穴

肩穴 1、3、4、5、少澤、少衝、中衝穴，頸咽區。必要時加關節穴 1、大椎穴。

（2）治療

肩穴 5 分鐘，中等刺激，配合肩部運動，按摩後加灸。7 天一個療程，每穴可治療 1～

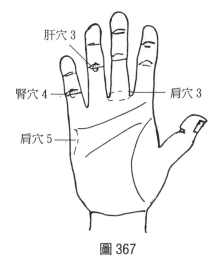

圖 367

2 次。必要時加腎穴 4，肝穴 1、3（圖 366、367）。

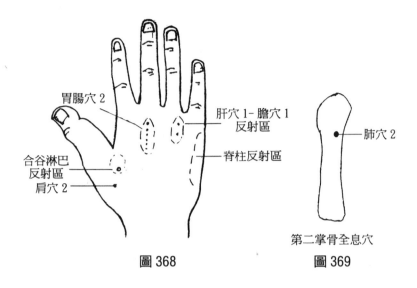

圖 368   圖 369

第二掌骨全息穴

胃腸穴 2

肝穴 1- 膽穴 1
反射區

脊柱反射區

合谷淋巴
反射區

肩穴 2

肺穴 2

3. 脊背勞損綜合症

脊背酸痛，不能久
坐。這種病多由脊背肌肉
無力、缺乏鍛鍊造成。

（1）選穴

合谷反射區、脊柱反
射區、肩穴 2、肝穴 1-
膽穴 1 反射區、腎穴 4、
大腸穴 2（脾點）、肩穴
5、肺穴 2。

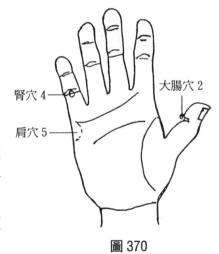

圖 370

腎穴 4

肩穴 5

大腸穴 2

（2）治療

每穴 3 分鐘，點、推、揉、按法，手法沉緩有力，補
法。7 天一個療程，然後配合脊背肌鍛鍊（圖 368～370）。

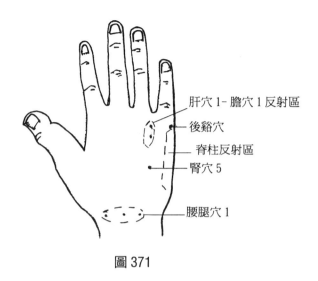

圖 371

4.慢性腰肌勞損併退行性脊柱炎

【症狀】：晨起或夜間翻身活動困難，腰僵硬，活動後好轉，勞累、陰天加重。

（1）選穴

腰腿穴1（腰腿反射區），脊柱反射區，腎穴5、6，後谿穴，配肝穴1、2。

（2）治療

中等刺激，點、揉到骨膜（深層）。按摩後可加灸（圖371、372）。

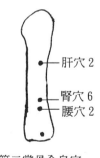

第二掌骨全息穴

圖 372

5.腰椎間盤突出

（1）選穴

腰腿穴1（腰腿反射區），腰穴2，腎穴5、6，肝穴2、3，脊柱反射區，配腎穴1、4，胃腸穴1，大陵穴，太淵穴等。

（2）治療

每穴5分鐘，中等刺激，手法緩而有力，發作時手法可重，但不可損傷皮膚穴點。按摩後可加灸（圖373～375）。

6.骨質增生

全身骨質退行性病變。

（1）選穴

腎穴1、2、4、6，腎穴2-輸尿管-膀胱反射區，肝穴2、3、4，中衝穴。必要時加勞宮穴、生殖穴1、大陵穴、

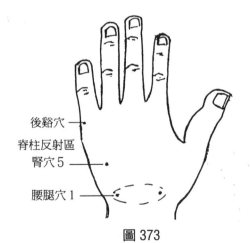

後谿穴 ——

脊柱反射區

腎穴5 ——

腰腿穴1 ——

圖 373

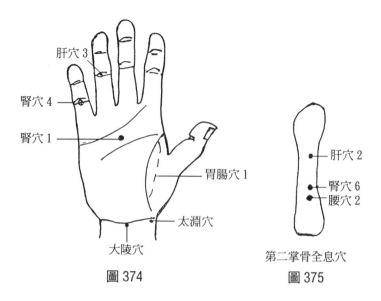

圖 374

第二掌骨全息穴

圖 375

太淵穴、甲狀腺
穴、胃腸穴1。

（2）治療

每穴 3 分
鐘，補法，中等
強度（圖 376～
378）。

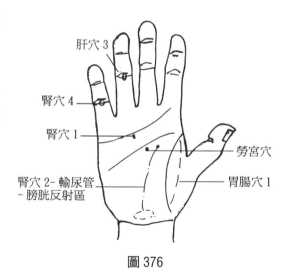

圖 376

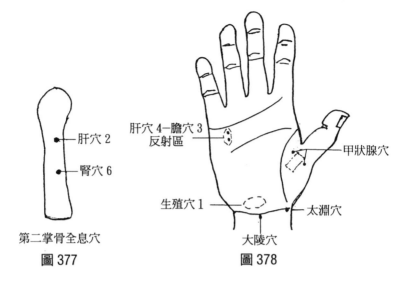

肝穴 2

腎穴 6

第二掌骨全息穴

圖 377

肝穴 4—膽穴 3
反射區

甲狀腺穴

生殖穴 1

太淵穴

大陵穴

圖 378

7. 網球肘

（1）選穴

　　陽谷穴、陽池穴、前頭點、肘部敏感點（阿是穴）、上肢穴 2。

（2）治療

　　用點、揉、推、摩法，患處可用摩、推之法，不可過分用力。按摩後可加灸（圖 379）。

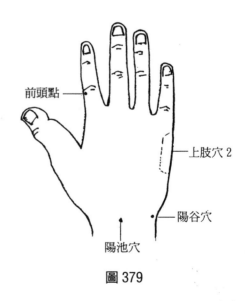

前頭點

上肢穴 2

陽谷穴

陽池穴

圖 379

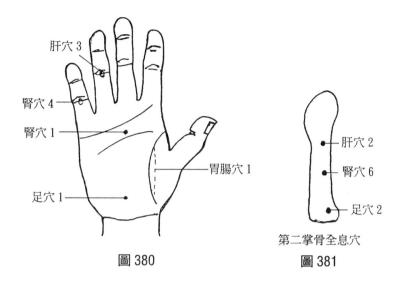

肝穴3

腎穴4

腎穴1

足穴1

胃腸穴1

肝穴2

腎穴6

足穴2

第二掌骨全息穴

圖380

圖381

8. 足跟痛

（1）選穴

足穴1、2，腎穴1、4、6，肝穴2、3，胃腸穴1。

（2）治療

每穴5分鐘，腎、肝穴，胃腸穴1用補法，足穴用瀉法（圖380、381）。

9. 類風濕性關節炎

（1）選穴

中衝穴、大陵穴、後谿穴、陽池穴、合谷穴、多汗點、肝穴1、脊柱點、脊柱反射區。對症穴：關節穴1、2，大骨孔，腿穴2，上肢穴1，太淵穴，腎穴1、4、5、6，肝穴2、3，少府穴。

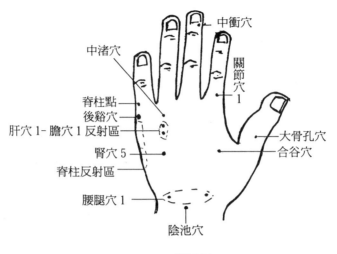

圖 382

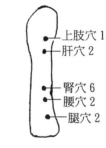

第二掌骨全息穴

圖 383

（2）治療

對症穴為先用，解決症狀，治本滋肝補腎、祛風。每穴 3 分鐘，每天一次，10 次一個療程（圖 382～384）。

10. 踝關節扭傷（無骨折）

（1）選穴

前頭點、足穴 2、踝點、大陵穴。踝點：在掌側拇指第二指褶紋橈側紅、白肉際。

【主治】：踝關節扭傷。可加肝穴 1～3、少府穴。

（2）治療

舒筋、活血、止痛。手法可強，瀉法，肝穴可用補法。每穴 5 分鐘（圖 384～386）。

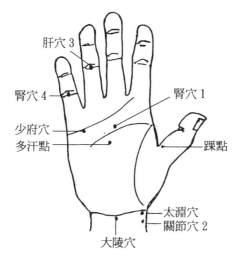

肝穴 3

腎穴 4

腎穴 1

少府穴

多汗點

踝點

太淵穴

關節穴 2

大陵穴

圖 384

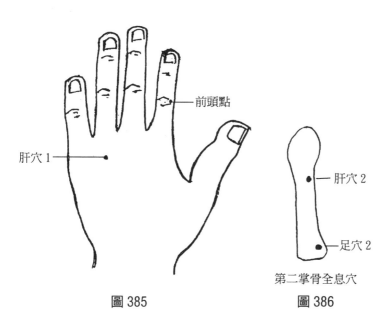

前頭點

肝穴 1

肝穴 2

足穴 2

第二掌骨全息穴

圖 385

圖 386

11. 電腦操作勞損綜合症

這是近年來一種新的職業病。長期從事電腦研製、操作者造成的視力以及頸、肩、背、肘、腕等運動器官勞損，常伴有頭暈、失眠、噁心、心悸等症狀。

（1）選穴

頭穴2，頸穴2，上肢穴1，心穴2，腰穴2，合谷穴，脊柱反射區，肩穴1～5，頸咽反射區，大椎穴，後谿穴，陽池穴，陽谷穴，大陵穴，神門穴，太淵穴，少府穴，精心區，肝穴1、3、4，腎穴1、4，腎穴2－輸尿管－膀胱反射區，胃腸穴1，商陽穴。

（2）治療

【治標】：

第一組頭頸部：頭頸穴、大椎穴，每穴3～5分鐘，中等刺激；

第二組肩背腰：有關諸穴，每天3～5分鐘，手法為點、揉，沉緩有力；

第三組肘、腕、手指：陽谷穴、陽池穴、肩穴5、後谿穴、大陵穴。

【治本】：

心穴，少府穴，精心區，肝穴1、2、3，腎穴1、2、4和膀胱反射區，胃腸穴1，每穴3分鐘，每天一次。

各組穴位可交替使用（圖387～389）。

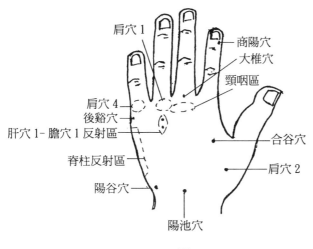

肩穴 1
商陽穴
大椎穴
頸咽區
肩穴 4
後谿穴
肝穴 1- 膽穴 1 反射區
脊柱反射區
陽谷穴
合谷穴
肩穴 2
陽池穴

圖 387

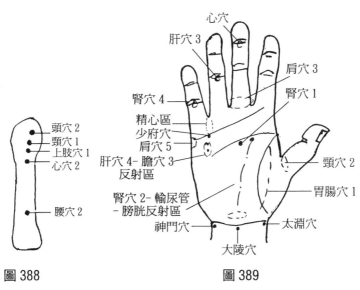

心穴
肝穴 3
肩穴 3
腎穴 4
腎穴 1
精心區
少府穴
肩穴 5
肝穴 4- 膽穴 3
反射區
頸穴 2
腎穴 2- 輸尿管
- 膀胱反射區
胃腸穴 1
神門穴
太淵穴
大陵穴

頭穴 2
頸穴 1
上肢穴 1
心穴 2
腰穴 2

圖 388

圖 389

第十三節　腫瘤病人的康復治療

　　腫瘤病人術後或化療後的恢復期，選擇手療作為一種輔助治療是非常好的。即便是癌症晚期病人，用手療改善生命質量、緩解病人痛苦，也不失為一種有效的方法。

一、康復期

1. 選穴

　　【主穴】：勞宮穴，合谷穴，陽池穴，腎1、2、3、4穴，肝1、2、3、4穴，胃腸穴1、2，胃穴1，中衝穴。

　　【配穴】：針對臟器病變選對應穴位，如肺癌，選肺穴3、4，頸咽反射區；腦癌，選腦垂體穴等。

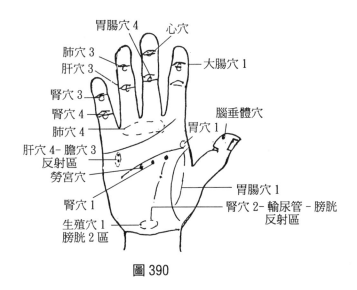

圖390

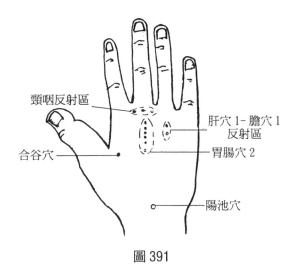

圖 391

2. 治療

【原則】：扶正袪邪，補腎養肝，排毒，健脾胃。腎穴
2－輸尿管－膀胱反射區，胃腸穴 1、2 均用瀉法；肝穴、腎
穴、勞宮穴、合谷穴、陽池穴用補法，每穴 3 分鐘，手法柔
和，按摩後可在合谷穴、陽池穴、勞宮穴加灸，每穴 3 分
鐘。10 天一個療程（圖 390、391）。

二、晚期癌症

這個時候的治療原則是減輕痛苦、安神、抗恐懼。

1. 選　穴

針對具體有病臟器選止痛穴、抗焦慮穴。配穴選腎穴
2、心穴、勞宮穴、神衰穴、多汗點、大陵穴、神門穴、太

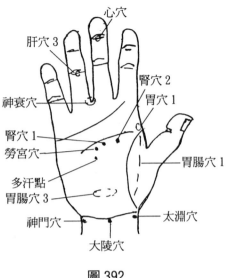

心穴
肝穴 3
腎穴 2
胃穴 1
神衰穴
腎穴 1
勞宮穴
胃腸穴 1
多汗點
胃腸穴 3
神門穴
太淵穴
大陵穴

圖 392

淵穴等。

2. 治　療

　　每穴 3～5 分鐘，手法柔和，以病人耐受力為度。配肝穴 3，腎穴 1、2，胃腸穴 1、3，胃穴 1（圖 392）。

第三章 現代文明病的防治 及亞健康保健

第一節 現代文明病的防治

一、身心疲勞綜合症

這種病的名稱最早來源於日本，原來稱「過勞死」。指現代都市白領職員由於競爭激烈，精神高度緊張，身心的巨大壓力導致精神、心理、軀體的一系列不適症狀，如焦慮、抑鬱、心慌、氣短、失眠、睡不醒、注意力不集中、記憶力下降、食慾不振、男子性功能下降、女子月經不調等。

人際關係緊張，還會出現咽痛、頸部或腋下淋巴結腫大、關節肌肉痛等一些軀體症狀，但通常西醫檢查又未見器質性病變，患者往往猝死，才引起醫生和死者家人的注意。這種病現在統稱慢性疲勞綜合症，英文是 Chronic Fatigue Syndrome，縮寫為 CFS。

實際上 CFS 不僅在商界，在教育、科技、政界、軍界等行業中的精英分子中普遍存在，年齡大約在 30～40 歲，尤其像我國這樣一個正在發展中的國家，CFS 的患病率近年來逐年升高，且有年輕化的趨勢，一些年齡 25～30 歲的人中發病率在升高；而 CFS 最大的危害是猝死（即突發的

心臟驟停導致人死亡）和惡性腫瘤發病率增高，故必須引起醫務人員和人們的廣泛重視。

慢性疲勞綜合症的病因，西醫認為：一是免疫功能紊亂，二是神經——內分泌系統的功能下降，表現為人體的應激能力不足，更易受病毒感染。

據中醫的理論和臨床實踐，腎、肝、脾功能失調是慢性疲勞綜合症發病的主要原因之一。生活環境的惡化，如空氣、水、食物的化學污染，氣候異常變化（中醫講的「六淫」，即風、寒、暑、濕、燥、火），這些不利的因素是造成慢性疲勞綜合症的外因。

而社會轉型時期和經濟全球一體化，以及科技的飛速發展，都可能造成人們心理的不適應，導致心理劇烈的變化和震蕩，正如中醫所說的喜、怒、憂、思、悲、恐、驚，這七情成為人們患慢性疲勞綜合症的內在病因，加之人們生活飲食不規律，缺乏體育鍛鍊，正如黃帝內經所云「以酒為漿，以妄為常，起居無節，故半百而衰也」。總之，內外因素失衡，導致了腎、肝、脾的失調，進而出現了人體陰陽失衡，這就是患慢性疲勞綜合症的病因所在。

這種病應以預防為主，進行心理和身體的綜合調整。手部按摩就是一種方便、快捷、有效的方法。原則是治本兼治標，以調氣養血活血、健脾胃、滋肝補腎為大法，堅持下去就可取得成效。

1. 選 穴

勞宮穴，腎穴 1、2、3、4，肝穴 1、3，心穴，胃腸穴 1～3，腦垂體穴，甲狀腺穴，神門穴，太淵穴，合谷穴，陽

池穴，陽谿穴，胃穴1，頭穴2，頸穴1，肺穴2、3、5，大腸穴1，小腸穴1，腰腿穴1，大椎穴，頸咽區，後谿穴，脊柱反射區。

2. 治　療

腎穴用補法，肝穴用瀉法，其他諸穴用平補平瀉法。每穴3分鐘，中等刺激。可分幾組進行。

第一組：大椎穴、頸咽區、後谿穴、頭穴2、頸穴1、甲狀腺穴、腦垂體穴、勞宮穴、腎穴1；

第二組：心穴，少府穴，腎穴3、4，肝穴3、4，肺穴3、5；

第三組：腎穴2－輸尿管－膀胱反射區，胃腸穴1、大腸穴1；

第四組：脊柱反射區、肺穴3、胃腸穴2區、合谷穴、陽池穴、陽谿穴、肝穴1－膽穴1反射區。

每天一次，10天一個療程（圖393～397）。

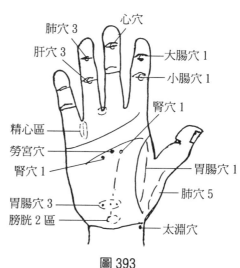

肺穴3　心穴
肝穴3
大腸穴1
小腸穴1
腎穴1
精心區
勞宮穴
腎穴1
胃腸穴1
肺穴5
胃腸穴3
膀胱2區
太淵穴

圖 393

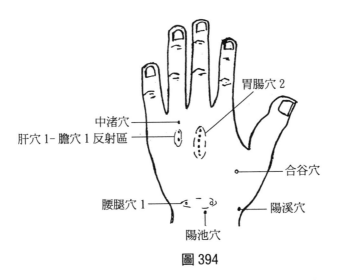

中渚穴

肝穴1-膽穴1反射區

胃腸穴2

合谷穴

腰腿穴1

陽溪穴

陽池穴

圖 394

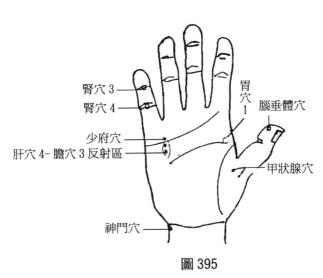

腎穴3

腎穴4

少府穴

肝穴4-膽穴3反射區

胃穴1

腦垂體穴

甲狀腺穴

神門穴

圖 395

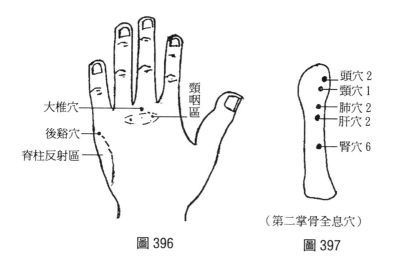

圖 396

（第二掌骨全息穴）

圖 397

二、提前衰老綜合症

指年齡在 40～50 歲的人，尚未進入醫學上的衰老期，但其生理功能，尤其是心腦血管、運動系統都提前衰老。

【病因】：與慢性疲勞綜合症的病因相似，即生活不規律，缺乏鍛鍊。

【主要症狀】：脫髮，白髮，眼花，記憶力下降，腦動脈硬化，皮膚老化，老年斑增多，男、女生殖功能下降，血壓增高，心肌供血不足（屬老年性的），骨質增生，膝關節運動不利等。

1. 選　穴

腦垂體穴，甲狀腺穴，勞宮穴，腎穴 1～4，心臟病穴 2、4，肝穴 1、3，神衰穴，陽池穴，合谷穴，肺穴 3，頭穴

2，頸穴1，頸咽區，大椎穴，肩穴1、4，關節（特效）穴1、2，神門穴，少府穴，精心區，肺穴4，關衝穴，中衝穴，胃腸穴1，生殖穴1、4，腰腿穴1，腎穴6。

2.治　療

滋肝補腎，刺激大腦和內分泌穴，健脾益氣。這個氣包括心氣、肺氣、脾氣、腎氣。每穴3～5分鐘，輕、中度手法。每天1次，每次30～40分鐘，亦可分組進行。有虛熱用緩瀉、平補手法（圖398～400）。

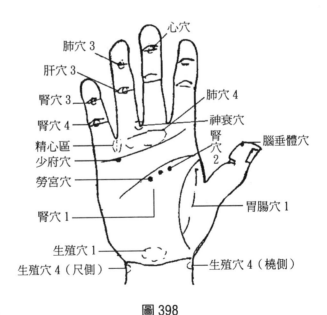

肺穴3
肝穴3
腎穴3
腎穴4
精心區
少府穴
勞宮穴
腎穴1
生殖穴1
生殖穴4（尺側）

心穴
肺穴4
神衰穴
腎穴2
腦垂體穴
胃腸穴1
生殖穴4（橈側）

圖 398

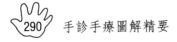

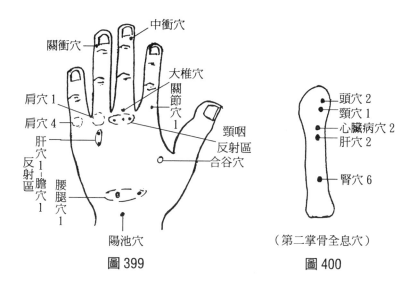

（第二掌骨全息穴）

圖399　　　　　　　　　　圖400

三、免疫功能低下或紊亂、反覆上呼吸道感染

近年由於環境污染，包括水、食物的污染及缺乏鍛鍊，許多人免疫功能下降，經常感冒或患過敏性鼻炎。

1.選　穴

勞宮穴，合谷穴，陽池穴，腎穴1、2、3、4，肺穴2、3、4，大腸穴1，關衝穴，小腸穴1，太淵穴，少商穴，頸咽區，鼻穴1、2，心穴，中衝穴，商陽穴，三間穴，肝穴1－膽穴1反射區，肝穴2、3，肝穴4－膽穴3反射區，胸口反射區，腎穴2－輸尿管－膀胱反射區。

2.治 療

每穴 3～5 分
鐘，手法沉緩有
力，肺、胃腸區均
用補法，肝穴、腎
穴 2 - 輸尿管 - 膀胱
反射區用瀉法。每
天 1 次，1～2 個療
程可大大改善免疫
功能低下的狀態。
按摩後勞宮穴、合
谷穴、肺穴後可加
灸（圖 401～405）。

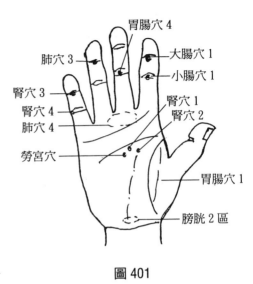

圖 401

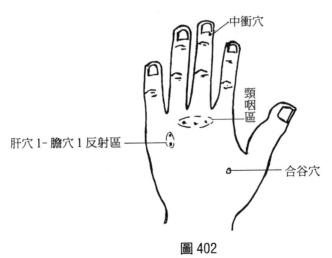

圖 402

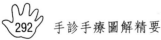

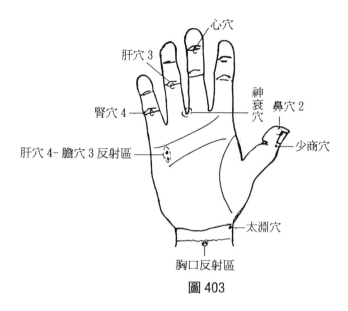

圖 403

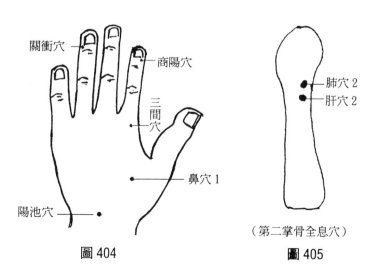

圖 404

（第二掌骨全息穴）

圖 405

第二節　亞健康的保健

【定義】：沒有病，但感覺不健康，有疾病先兆。

【症狀】：現代醫學未檢查出什麼器質性病變，但自感身體疲勞，人際關係緊張，易感冒，出虛汗，神經衰弱，記憶力下降，焦慮，食慾或無或不振，生殖生理功能降低。

依據中醫陰陽平衡理論，以調氣調血、養肝滋腎、健脾益氣、扶正祛邪為原則，我編排了一套預防亞健康、保證機體健康的手部按摩手法，簡稱手療操。

【順序】：

從左手到右手，從手心到手背，從拇指到小指，從手指到掌尾。每穴位1分鐘，可分段做。

【第一步】：

大腦穴、腦垂體穴→頸穴2（反射區）→甲狀腺穴→肺穴5（呼吸胸腔區）→心血管穴1→胃脾穴1→腎穴1→心包區→勞宮穴→腎穴2-輸尿管區-膀胱反射區→生殖穴1→大陵穴→神門穴→催眠穴（生殖穴4）→胸口反射區→少府穴→肝穴4→膽穴3反射區→眼穴1→腎穴4→腎穴3→肺穴3→肝穴3→神衰穴→耳咽反射區→肩穴3→胃腸穴4→心穴→大腸穴1→小腸穴2→肺頸耳咽反射區→胃穴1→糖尿病1區→胃腸穴3→太淵穴。

【第二步】：

手背按摩線路，第一條線：合谷反射區→鼻穴1→陽谿穴；第二條線：從第二掌骨全息穴群；第三條線：二間穴→關節特效穴1→三間穴→落零五→血壓反射區；第四條線

（從頸咽反射區→陽池穴）：大椎穴→頸咽區→胃腸穴2→腰腿穴1→陽池；第五條線：肩穴1→中渚穴→肝穴1－膽穴1反射區→腎穴5→腰腿穴1中的坐骨神經點；第六條線：肩穴4→後谿穴→脊柱反射區→生殖穴3；

【第三步】：

按右手順序同上。

【第四步】：

雙手交叉→大魚際雙搓→雙拳對捶→兩拇指拉鉤，依此類推到小指結束。

第三節　常見病的保健食療配方

為配合手療，使治療效果更佳，可以使用一些食療配方。

一、冠心病

1. 山楂銀杏荷葉飲

山楂15克，荷葉12克（最好新鮮荷葉），銀杏葉10克，煎水（或開水100℃沖開），代茶飲，頻服。適用於血淤氣泄、胸痛固定入夜更甚者。

2. 香蕉綠茶飲

香蕉50克，綠茶（高級綠茶最好）10克，蜂蜜少許（合併糖尿病者可用木糖醇），先用沸水沖開茶葉，然後將香蕉去皮研碎加蜂蜜調入，每日一次。

二、高血壓伴高血脂

1. 葡萄芹菜汁

葡萄、芹菜榨汁，各 15 毫升，每次 30 毫升。混合服用，每日早或晚服一次。

2. 西紅柿汁

新鮮西紅柿 100 克，洗淨榨汁。15 毫升，葛根 15 克，水煎取濃汁，二汁兌勻，溫服，每次 30 毫升。

3. 陳醋泡蒜、花生米

花生仁 2 兩，大蒜 3 頭，醋半斤，兩物用醋浸泡一周後，每晚餐食蒜瓣 1～2 枚，飯後一小時食花生仁 6～7 粒。

三、脂肪肝伴高血脂

1. 雙耳湯

黑木耳 10 克，白木耳 10 克，紅棗 10 枚將雙耳用水發開後洗淨，加少量水與紅棗一起下鍋蒸熟，連湯食用，每日一次，兩天服完。對冠心病、高血壓患者亦適用。

2. 花山子藍茶

菊花 3 克，生山楂片 15 克，絞股藍 10 克，決明子 15 克，放入杯中，以沸水沖泡，每日一劑，代茶飲。

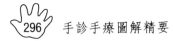

四、預防感冒（流感）

1. 蘿蔔白菜青葉湯

白蘿蔔皮 50 克，白菜頭 1 個，大青葉 15 克，煮水，代茶飲。

2. 雙花茶

金銀花 15 克，黃芩 10 克，加少許冰糖，沸水泡開，常飲預防感冒。

五、防治哮喘

1. 薑棗桃仁粥

生薑 10 克，大棗 10 枚，核桃仁 2 個，大米 50 克，先將米煮開，加入生薑、大棗、核桃仁煮成粥即食。每日 1～2 次，常食，尤在秋冬之後。

2. 蘿蔔豬肺湯

白蘿蔔 500 克，白果 10 克（去殼），杏仁 15 克，豬肺 250 克，生薑 6 克，食鹽少許。將豬肺洗淨切成塊，與上述中藥、蘿蔔加水砂鍋炖至熟爛調味食用，隔日一次。可連服 1～2 個月。適用於肺熱型痰黃、口乾。能清熱化痰、宣肺平喘。

六、神經衰弱

1.百合粥

百合 15 克，葡萄乾 10 克，大米 10 克。待米下鍋煮開後，加入百合、葡萄乾。此粥可安神、鎮靜、護胃益氣。

2.酸棗仁茶

酸棗仁 15 克，丹參片 15 克，水煎後代茶飲，若加桂圓肉效果更佳。

七、糖尿病

糖尿病保健食療方劑很多，現僅介紹兩種供參考使用。

1.菊花苦瓜飲

菊花 6 克，綠茶 10 克，苦瓜 10 克，榨汁兌入沸水泡開的菊花、綠茶中，代茶飲。

2.黃精枸杞粥

黃精 10 克，枸杞 10 克，山藥 20 克，大米 50 克，中藥洗淨放入紗布袋中，大米煮開後放入中藥煮熟，取出紗布袋喝粥。有益氣、健脾、滋腎之功效。

八、慢性結腸炎

晨起即腹瀉或因飲食不適，引起每日 1～2 次以上腹瀉者適用。

1. 淮山藥粥

淮山藥 50 克，訶子肉 10 克，小茴香 10 克，大米 100 克，中藥洗淨入紗布袋，與米同煮，熟後食粥，每天或隔天 1～2 次，可酌加生薑 3 片、大棗 5～10 枚。

2. 柿子葉石榴皮茶

柿子葉（當年）10 克，石榴皮 10 克，生薑 3 片，冰糖少許，沸水沏開，代茶飲，可加適量桂圓肉。

九、頑固性便秘

韭菜籽飲

韭菜籽 10 克，黑芝麻 10 克，炒焦研末沖水喝，早晚各一次。

十、慢性腎炎

黃精糯米粥

黃精 30 克，糯米 100 克，馬齒莧 30 克，生薑 5 片。黃精、生薑與糯米同煮，待快熟時將切碎的馬齒莧放入鍋中，熟後食用，早晚各一次。有補中益氣、利尿消腫、去尿中蛋白之功效。

十一、陽痿早泄

此類食療方劑甚多，現推薦兩方使用。

1. 冬蟲夏草炖小雞

蟲草 3～6 克，雄性小雞 1 隻（一斤左右），蟲草與小雞同放入砂鍋內，加生薑、蔥清炖約 2 小時，熟後喝湯並食用蟲草、雞肉。每周 2 次，2 個月為一個療程。

2. 肉蓰蓉粥

肉蓰蓉 60 克，洗淨，刮皮，切細。若用酒浸泡過更佳，大米 100 克，羊肉 120 克，細切。羊肉、大米、蓰蓉同煮做粥，快熟時兌入鹿茸水。熟後加鹽、蔥、薑等調味品，每日 2 次食用。

【鹿茸水製作】：鹿茸 10 克，加水 100 毫升，隔水蒸半個小時，鹿茸成膠凍狀備用。

十二、骨質增生

骨碎補炖牛骨湯

骨碎補 15 克，牛骨 500 克（最好牛脛骨），中藥洗淨後裝入紗布袋與牛骨放入鍋中同炖 2 小時以上，熟後加薑末、鹽等調料，喝湯。

十三、小兒多動症

1. 龍眼棗仁飲

龍眼肉 10 克，炒棗仁 10 克，茨實 12 克，枸杞子 6 克，益智仁 10 克，少許冰糖，加水 1000 毫升，煮沸後晾

涼，飲用。適用於神思渙散、煩躁多動、忽喜忽妄。

2. 桂圓蓮子粥

桂圓肉 15～30 克，蓮子 15～30 克，紅棗 5～10 枚，糯米 30～60 克，白糖。紅棗去核，與蓮子、桂圓、糯米同煮做成粥。每日早晚各一次，尤其適用於氣血兩虛兼消化功能弱者。

十四、小兒消化不良（食慾差、偏食）

1. 山藥薏米粥

淮山藥 50 克，薏米 50 克，大米 50 克，小米 50 克，糯米 10 克，蓮肉 15 克，大棗 10 枚去核，白蘿蔔 100 克，核桃 5 個去殼，黑芝麻 15 克，雞內金 10 克，黨參 10 克，神曲 10 克，百合 10 克。內金、黨參、神曲、百合洗淨放入紗布袋中後與大米、小米、薏米、糯米、山藥同煮。粥煮好後將中藥袋取出，喝粥，每天一次，適用於脾胃不合、心脾兩虛、心腎不合。

十五、婦女月經不調、痛經

1. 益母草煮鵪鶉蛋

益母草 50 克，鵪鶉蛋 100 克。益母草洗淨切段，放入砂鍋加適量水，將煮熟的鵪鶉蛋去皮後入砂鍋與益母草同煮，熟後加精鹽、味精。進餐可食鵪鶉蛋，飲湯。

2.烏雞當歸湯

烏雞一隻洗淨，切塊，當歸 15 克，肉桂 6 克，小茴香 10 克，中藥洗淨，與烏雞同在砂鍋中炖，同時加生薑、蔥、鹽，熟後吃肉喝湯。

十六、身心疲勞綜合症

乳鴿一隻，洗淨，西洋參 5～10 克，黃精 10 克，三七 6 克，當歸 10 克，黨參 20 克，枸杞子 10 克，銀耳 2 朵，龍眼 10 個。鴿子除去內臟、羽毛，洗淨切塊；中藥洗淨用水焯一遍，大約 3～5 分鐘，然後中藥裝入紗布袋與鴿肉一起炖，快熟時加鹽、味精。做好後，取出紗布袋，食肉、喝湯，配飲紅葡萄酒 1 兩。此方可調氣活血、滋肝補腎、健脾潤肺，對防止身心疲勞有較好的效果。

第四章 手心穴的中藥外敷療法

第一節 中藥外敷療法的理論基礎與作用機理

一、概念與特點

本卷第一章第一節手療釋名中談到,廣義的手療應包括手部穴位中藥外敷、手部中藥薰洗、手部穴位針灸。

其中的手心穴位,指勞宮穴、腎穴1、腎穴2這一手心區域內的穴位。由敷貼經過加工的中藥,如丸、膏或未加工的原形中藥,經過皮膚吸收,達到治療疾病、保健身體的方法,稱之為手心外敷療法。

這種方法了解的人不多,就是中醫界使用這種方法的人亦少見。這種方法其實早在戰國時代就已被醫生所用。1973年長沙馬王堆三號古墓出土的古代醫書中,就記載了手心療法。

這種療法方便、簡捷、安全、無痛苦,其療效奇特顯著,往往是一些常規的中醫療法所不能相比的,故在本卷的最後一章介紹給大家。

二、外敷療法的理論基礎與作用機理

1. 理論基礎

中藥外敷療法與手部按摩有相同的理論，如全息生物學、中醫經絡學，但還有自己獨特的理論。

（1）黃金分割論

這是數學中一個很著名的理論，它證明自然界任何一個獨立或相對獨立的部分，在其縱行幹線都存在 0.618 的位置點，這個黃金點是調整整體的最佳作用點，如埃及的金字塔、印度的泰姬陵都在它的黃金點上。

我們人體也不能除外，我們人體的黃金點有手上的勞宮穴、足底的湧泉穴、腹部的神闕穴。這些穴位的調節功能是其他穴位不能比的，因此，在手上的勞宮穴群，包括腎穴1、腎穴2敷貼中藥，就可以事半功倍地得到調節人體機能的作用。

（2）生物系統論

系統論是 20 世紀四大科學成就之一，把它應用到醫學生物學中，就成為一門新型交叉科學——生物系統論。生物系統論認為，人體是一個由臟腑、肢體、大腦等有機體組成的自然大系統，與外界環境密切相關，與環境之間不斷進行著物質、能量、信息交換，而且是開放性的。人體這個大系統，有建立動態平衡、有序和整體自我反饋調節的優點。

中醫治療的特點就是整體調節，透過調節恢復機體的有

序與平衡。手是人體大系統的一個子系統，在整體調節中作用重要，因為手心穴是手部黃金點，又與十二經絡和臟腑相通，由藥物刺激手的黃金點穴位，又經過血液循環對機體進行調節，達到袪病、健身的目的。

這裡需要補充一點，現在我們又發現手上的黃金點不僅是勞宮穴，還包括腎穴1、腎穴2這樣一個黃金點調節穴群，這個穴群的調節作用比單純的勞宮穴作用更強大。

2. 作用機理

（1）穴位作用

人體的穴位像機器的旋鈕一樣，能調節人體的特異性、雙向性、整體性，而處於黃金點穴位群的勞宮，腎穴1、2等穴的作用更強、更有效。

現代醫學研究表明，手心穴正是手的神經、血管最豐富的地方，它構成一個神經網、血管網，在這個穴群處外敷中藥，既對局部產生物理的和化學的刺激作用，又由經絡反饋調節內臟，比針灸作用更持久。

（2）藥物作用

與手部按摩相比，手心穴外敷療法不單是一個穴位作用，還有天然中藥的藥物作用。我們知道手心部位皮膚較薄且脂肪少，98%是血液循環豐富的結締組織，藥物在手心很容易被吸收，通過血液循環到達全身，而手心穴位又是微循環密集的集中點，藥物在穴位的吸收效能高於其他皮膚部位。藥物透過皮膚吸收還有一個優點，它不像口服藥那樣，

沒有胃、腸、肝對藥物的分解和破壞，又沒有口服藥的副作用，用藥量少，但效果顯著。

第二節　外敷療法的應用

一、中藥外敷的方法

1.貼敷法

將新鮮藥（多為植物藥或蟲類藥）搗爛，或乾藥研成細粉，用水、醋、酒調製成膏、丸狀，貼敷於手心穴的部位，用紗布包紮、膠布固定。

2.手握藥法

將藥物放在手心穴，握之約 30 分鐘或更長，以達到治療疾病的目的。這裡又分直接握藥和貼敷。

直接握藥：可以握天然未加工的原藥，如難產時，手握檳榔 2 枚使胎下。但現在多用加工的細藥粉製成膏、丸或糊狀，敷於手心穴，用紗布包裹，然後用手再握一定時間，即外敷法與手握法的結合。

二、藥物的選擇

由於是外用中藥，故應選擇下列幾類作為外敷的藥源：

1.引經開竅、拔毒類藥物，如冰片、麝香、生薑等，這類藥可以引藥直達病之所在。

2.生鮮之藥物，如鮮荷葉、鮮生地、鮮蘆根，這類藥方

便、有效。

3.猛峻之藥物，如大黃、芒硝、巴豆。這些藥若口服，刺激性大，特別是巴豆尚有一定的毒性，但外用就非常安全。這些藥比較容易透過皮膚吸收，獲得較好的療效。

4.氣味厚重或溫經芳香之品，如丁香、藿香、木香等，這類藥也較容易透過皮膚吸收起到作用。

三、外敷療法的適應症

1.急救固脫，如中暑，外敷鮮荷葉、生薑可以解救。

2.發汗解表。如用生薑、生蔥敷手心穴，發汗治感冒。

3.溫經通絡，活血止痛。如用小茴香、肉桂治療痛經。

4.不宜用口服藥的患者，如高血壓合併肝炎、胃潰瘍的病人，就可以選用外敷法治高血壓，再有嬰兒害怕藥苦難吃，也可以採用外敷法。

5.用其他方法治療無效或療效不顯著，可以單獨用外敷法或配合其他療法予以綜合治療，如小兒高熱，用一般中西醫方法無效，外敷手心療法效果神奇。再有婦科病、癌症的治療，都可以用外敷方法配合其他療法治療，以達到治療疾病的目的。

四、應用外敷療法的注意事項

1.治療前用溫水洗淨雙手，病好後及時去除藥物。

2.掌心皮膚破潰者不宜用此方法。

3.用藥時間的長短，依病情、年齡、職業、季節等酌情處理。急性病用藥時間可以一天兩次，每次 30 分鐘；慢性病可以每次用藥 6～12 小時，連續用 5～7 天。對於體力勞

動者，在臨睡前用藥，晨起洗去藥物。夏季多採用直接握法，每次治療 30 分鐘。這樣做是為了既可以治療，又不影響工作和學習。

4. 小兒用藥，宜採用貼敷並包紮固定，要防止小兒吃手。

5. 有毒的中藥使用時，要防止入口中毒，如生川烏、巴豆等。

6. 對膠布過敏者可以使用脫敏膠布。

7. 手心穴外敷療法的固定，一般無特殊說明的，一律指用紗布包紮後用膠布黏牢。

8. 有些疾病單純用手心外敷，藥效不夠，所以常常要同時在足底的湧泉穴敷藥，以增強藥力。

【注意】：足底湧泉穴的位置，是在足底腳掌中心線的前三分之一（而不是足心二分之一）處、蹺趾的人字形凹陷處。下文中提及足心穴均是指湧泉穴。

第三節　常見疾病的中藥外敷療法

一、流行性疾病

1. 流行性乙腦

症狀是高熱、煩渴、神昏譫語。

處方一

【藥物】：生石膏、綠豆、大青葉、生梔子各 30 克。

【製法】：上述藥研細末，用雞蛋清調成糊狀，分成 4

份備用。

【用法】：分別敷於手心穴、足湧泉穴，固定。熱退洗去。

處方二

【藥物】：香蕉根洗淨 50～100 克、大黃 20 克、蜂蜜 30 克。

【製法】：大黃研細粉，香蕉根搗爛。

【用法】：用蜂蜜調成糊狀，外敷手、足心穴。

2. 流行性腮腺炎

【藥物】：生大黃 10 克、吳茱萸 4 克、蒲公英 30 克。

【製法】：上述藥研成細粉，用醋調成糊狀，或用小米湯調之。

【用法】：用酒精棉球擦乾淨兩手的掌心，敷上述藥物，24 小時後取下再換新藥，連用 3 天。

3. 流　感

處方一

【藥物】：生薑、板藍根、蔥白各 30 克，食鹽 6 克，鮮藿香 15 克。

【製法】：板藍根研細粉，生薑、蔥白、鮮藿香搗爛，撒入食鹽待用。

【用法】：白酒一兩調勻，敷於手心穴維持用藥 24 小時。另備一份藥膏用紗布包手，擦涂抹腳心、前胸、後背。

處方二

【藥物】：藿香、葛根、蒲公英、防風、青蒿均 15

克，細辛 5 克。

【製法】：上述藥研細粉，用生薑或黃酒調合。

【用法】：將藥製成丸狀或膏劑，握在手中每次 15 分鐘，每天 1～2 次可預防流感。

二、內科疾病

1. 普通感冒

處方一

【藥物】：胡椒 7 粒、丁香 7 粒、蔥白 30 克。

【製法】：蔥白搗爛，其餘藥粉碎，用適量水和面粉將藥調製成糊狀。

【用法】：把藥塗抹於雙手心穴位，合掌握定，待身上出汗則病癒。適用於風寒型感冒。

處方二

【藥物】：鮮藿香、佩蘭、鮮蘆根各 5 克，細辛 5 克，鮮生薑 10 克。

【製法】：細辛粉碎，其餘藥搗爛，用陳醋調成糊狀。

【用法】：將藥糊敷於手心穴，固定 24 小時。適用於內熱、外感風寒。

處方三

【藥物】：吳茱萸 10 克、明礬 6 克。

【製法】：上述藥研細粉，用麵粉調製成小面餅。

【用法】：貼於手心穴，24 小時，病癒去之。

2. 支氣管炎

【藥物】：水菖蒲、桃仁、杏仁各 10 克，細辛 6 克，蔥白 5 克。

【製法】：蔥白搗爛，其餘藥研細粉。

【用法】：取藥敷於兩手心，固定，然後雙手握之 30 分鐘，12 小時後換藥，連用 3 天。

3. 支氣管哮喘

【藥物】：桃仁、杏仁、生糯米、胡椒、細辛各 6 克，烏賊骨 30 克。

【製法】：上述藥研細粉，用雞蛋清調勻備用。

【用法】：外敷雙手、足心穴，臨睡前使用，晨起洗掉。5 天一個療程。可以配合按摩、針灸、內服中藥等方法綜合治療。

4. 呃　逆

【藥物】：法半夏、陳皮各 9 克，蔥白 6 克，丁香 6 克，生薑 10 克。

【製法】：法半夏、陳皮、丁香粉碎，將生薑、蔥白搗成泥，加入適量面粉做成丸劑。

【用法】：直接用手心握藥丸，30 分鐘，一天兩次。

5. 胃痛（虛寒性）

【藥物】：砂仁 6 克、丁香 3 克、胡椒 3 克。

【製法】：上述藥研細粉，生薑汁、水、麵粉一起調和成丸劑。

【用法】：將藥丸敷於雙手心穴位，固定。手握之約

30 分鐘，藥物保留 6 小時。

6. 腹　痛

【藥物】：露蜂房 9 克、蔥白 5 寸長。

【製法】：蜂房搗碎，蔥白搗爛，混勻做成丸劑。

【用法】：敷藥前用食鹽塗抹兩手心穴，然後手握藥丸，男握左手，女握右手，將手置於兩大腿之間，汗出，痛止。

7. 腹泄（虛寒性）

【藥物】：鹽附子、肉桂各 9 克，丁香 3 克，生薑 5 克。

【製法】：上述藥研細末，再用少量麵粉加醋調成面餅。

【用法】：將藥餅擱在手心穴，固定。手握之 30 分鐘～1 小時，藥物保留 12 小時。

【注意】：上述病症的原因較複雜，若用此方法無效，請去醫院就醫，以防延誤病情。

8. 便　秘

處方一

【藥物】：肉蓯蓉 15 克、巴豆 2 克、蔥白適量。

【製法】：上述藥研末，調成藥丸。

【用法】：將香油塗抹於雙手心，握藥 10～30 分鐘，大便出，即可以用冷水洗手。

處方二

【藥物】：杏仁9克，蔥白10克，鹽適量。

【製法】：上述藥研末，調成膏。

【用法】：塗手心穴，固定。便出，洗去藥物。

9. 便　血

【藥物】：土荊介50克，食鹽適量。

【製法】：荊介細粉，與食鹽混合。

【用法】：敷於手心穴，男敷左手，女敷右手，待皮膚發熱或起小泡時，把藥去掉。

10. 消化不良

【藥物】：蘿蔔60克、生薑5克、香附9克。

【製法】：上述藥切碎，搗爛成泥。

【用法】：將藥泥敷於手心穴，握之30分鐘，治消化不良。

11. 冠心病

【藥物】：大蒜30克、蔥白30克、冰片9克、水蛭9克。

【製法】：上述藥搗碎，敷於手心穴並固定。臨睡前，維持8～10小時，連用5天為一個療程，可連用2～3個療程，並配合其他療法。

12. 心　悸

【藥物】：檀香9克、朱砂2克、土鱉蟲9克。

【製法】：上述藥研末，加蔥白適量，成丸劑。

【用法】：貼藥於手心穴，固定，手握之，維持 8～12 小時，午睡或晚間臨睡前使用，可以連用 5 天。症狀緩解後停藥，可配合其他療法。

13. 高血壓

【藥物】：吳茱萸、杭菊、小蘇打各 6 克。

【製法】：將藥粉碎，撒入小蘇打，用冷水調成糊狀，備用。

【用法】：將藥敷於雙手心穴位，固定。用藥時間在臨睡前，晨起去之。7 天一個療程，並配合其他療法。

14. 低血壓

【藥物】：龍眼肉 9 克、白芷 15 克、蔥白 10 克、天麻 5 克。

【製法】：蔥白搗爛，其他藥粉碎，用黃酒調成膏。

【用法】：同上。

15. 面部神經麻痺

處方一

【藥物】：箆麻子 49 粒。

【製法】：研碎，兌入適量黃酒、水、麵粉做成餅狀。

【用法】：貼於手心穴。右側病變，貼左手心；左側病變，貼右手心。然後用熱水袋溫手心。藥物維持時間 8～12 小時，然後更換新藥，5 天一個療程。

處方二

【藥物】：巴豆 7 粒、艾葉 10 克。

【製法】：加水調成糊狀。

【用法】：同上。

16.頭痛

處方一

【藥物】：全蝎 5 克、白芷 10 克、桃仁 15 克、朱砂 3 克、菊花 10 克。

【製法】：菊花用水煮開，待用。其餘藥研細粉，放入適量蔥白、麵粉，然後混合均勻，用菊花水調藥，成膏。

【用法】：臨睡前將藥敷於手心穴，固定。手握之約 30 分鐘，晨起去之。連用 3～5 天。可配合其他療法，尤其是手部按摩。

處方二

【藥物】：川芎 15 克，白芷 15 克，蜈蚣一條，防風、蔥白各 15 克。

【製法】：蔥白搗爛，其餘藥研細粉，調成膏。

【用法】：敷於手心穴，手握之 30 分鐘，每天兩次。微出汗，病癒。

17.失　眠

處方一

【藥物】：朱砂 3 克、生栀子 7 克、珍珠母 50 克、乾百合 30 克。

【製法】：上述藥研成細粉，黃酒調成膏。

【用法】：敷於手心，固定。臨睡前用藥，雙手握之 30～40 分鐘，晨起去之。5～7 天一個療程。

處方二

【藥物】：生龍骨20克、珍珠粉4克、琥珀末5克。

【製法】：上述藥研成細粉、調勻，裝瓶備用：用適量的百合泡水備用。

【用法】：每次用藥粉5克，用百合水調勻敷於手心穴，其他方法同上。

18. 遺　精

【藥物】：芒硝30克、金櫻子10克。

【製法】：將藥混均勻後裝入紗布袋。

【用法】：將藥袋放於手心穴，雙手緊握，任芒硝溶化，每日兩次，10次為一個療程，病癒停用。可以配合手穴按摩。

19. 高　熱

【藥物】：吳茱萸9克、白芥子3克、生石膏30克。

【製法】：上述藥物研細，用水加薄荷油調成膏。

【用法】：敷手心及湧泉穴，固定。熱退後去之。

20. 自汗、盜汗

【藥物】：生黃芪30克、葛根20克、白礬15克。

【製法】：上述藥研細粉，用適量食醋調成糊狀。

【用法】：用手握藥30分鐘，每天兩次。

21. 癌　症

處方一

【藥物】：胡椒 30 克，麝香 3 克，明礬、芒硝、大黃、鋁丹各 9 克。

【製法】：上述藥物研為細末，以蜂蜜調製成丸。

【用法】：手心穴敷藥，固定。病在左側，右手用藥，並手握之 30～40 分鐘，反之亦然。若已全身轉移，應雙手敷藥並配合雙足心用藥。6～12 小時換一次藥，10 天一個療程，可作為癌症的輔助療法。

處方二

【藥物】：黃連、水菖蒲、大蒜各 30 克。

【製法】：大蒜搗碎，其他藥研成細粉，再加入適量麵粉，取 10 歲以下健康孩子晨起時的尿液中段 50 毫升，將藥調製成丸劑。

【用法】：手心穴敷藥，固定。臨睡前手握藥丸 1 個小時，晨起去之。10 天一個療程。可配合其他療法，適合用於肝、胃、鼻咽癌。

三、婦科疾病

1. 月經不調

【藥物】：桃仁、小茴香、肉桂、生薑各 30 克，乳香 9 克，糯米適量。

【製法】：上述藥物研細粉，再用糯米湯調製成糊狀。

【用法】：敷手心穴，固定。臨睡前用藥，晨起去之，5～10 天一個療程，應在月經來前 10 天或經後 5 天使用，連用 3 個月經周期。

2.痛　經

【藥物】：桃仁 10 克，小茴香 10 克，香附、玫瑰花各 10 克，青皮 6 克。

【製法】：上述藥物研細末，用黃酒、麵粉調成丸劑。

【用法】：將藥敷於手心穴，固定。症狀緩解去掉藥。

3.崩　漏

【藥物】：烏賊骨 30 克、益母草 40 克、天南星 20 克、爐甘石 25 克、赤石脂 25 克。

【製法】：上述藥物研細末，用香油和生薑汁將藥調製成糊狀。

【用法】：敷手心穴，重者同時貼於足心穴，臨睡前用藥，晨起去之，5～7 天一個療程，配合其他療法。

4.帶下病

【藥物】：肉桂 10 克、丁香 6 克、小茴香 6 克、敗醬草 30 克、川椒 30 克。

【製法】：上述藥物研細末裝入瓶。

【用法】：用食醋或小米湯調成糊狀敷於手心穴，其他方法同上。

5.難產

【藥物】：篦麻子 14 枚。

【製法】：把藥研細末。

【用法】：敷患者手、足心穴，胎下後立即去掉藥物

（註解：這個方法的原理是因為篦麻油刺激了催產素分泌，使子宮收縮）。

四、小兒科疾病

1. 小兒感冒

處方一
【藥物】：香豉3克、蔥白2根、生薑5克。
【製法】：將香豉研粹，蔥、薑搗爛，加入食醋少許調成糊狀。
【用法】：敷手心穴，固定6～8小時，汗出病癒。
處方二
【藥物】：川貝母10克、藿香9克、桃仁7個、雞蛋1個、麵粉適量。
【製法】：上述藥物研細，用炒麵拌勻，用蛋清調成小餅狀。
【用法】：敷手心穴，固定。24小時後症狀退去停藥，可連用兩天。

2. 小兒高熱不退

【藥物】：山栀子、桃仁、杏仁各3克，羚羊粉0.3克，玄參9克。
【製法】：上述藥研細，加入一個雞蛋清，麵粉少許，白酒適量。有條件的取10歲以下健康小孩的晨起中段尿液50毫升，將藥調製成糊狀。
【用法】：敷於兩手心穴，固定。重者在足心穴亦敷

藥，如敷劑乾了，再用白酒將其調濕，熱退後停藥。

3. 小兒夜啼

【藥物】：朱砂 3 克、百合 15 克。

【製法】：將百合切碎與朱砂拌勻，用溫水調製成丸劑。

【用法】：敷於手、足心穴，症狀消除後停藥。

4. 小兒抽搐

【藥物】：杏仁、桃仁、梔子各 3 克。

【製法】：上述藥研細，用雞蛋清調成膏。

【用法】：於男左手、女右手的手、足心穴同時用藥。

5. 小兒泄瀉

【藥物】：桃仁、杏仁、生梔子仁、白胡椒、訶子各 9 克，糯米適量，麵粉一茶杯。

【製法】：上述藥研細末，用麵粉和均勻。

【用法】：用雞蛋清和糯米湯調製成丸狀，敷在手心穴，24 小時，連續貼敷 2～3 天。

6. 小兒口瘡

處方一

【藥物】：細辛 3 克、乾薑 3 克。

【製法】：上述藥研細，用醋調製成糊狀。

【用法】：敷於手、足心穴，症好轉洗去藥。

處方二

【藥物】：吳茱萸 8 克。

【製法】：將藥研末，用醋調勻。

【用法】：敷手心穴，固定。臨睡前使用，晨起去之，連用 3 天。

7. 小兒紅眼病

【藥物】：黃連 3 克、杭菊 5 克。

【製法】：上述藥研末，用菊花水調成糊狀。

【用法】：敷手心穴，病好去掉藥。

五、五官科疾病

1. 口　臭

【藥物】：艾葉 10 克、龍膽草 10 克、生薑 3 克。

【製法】：艾葉、龍膽草研細，生薑搗碎。

【用法】：敷手心，固定，24 小時除藥物。

2. 口　瘡

【藥物】：制川烏 10 克、天南星 10 克、生薑一塊。

【製法】：研碎藥物，用醋調之。

【用法】：敷於手心穴，固定。臨睡前使用，晨起去之，連用 3 天。

3. 牙　病

【藥物】：旱蓮草 30 克、食鹽少許、冰片 2 克。

【製法】：上述藥研碎，撒入食鹽少許，拌勻。

【用法】：將藥粉置於手心，雙手對搓，約30分鐘，每日3次。

4. 急性結膜炎（紅眼病）

【藥物】：野菊花30克，黃連30克，元明粉10克，雞蛋清、濃茶、蔥汁適量。

【製法】：將藥物研製成細末，加入雞蛋清、蔥汁、茶水，調製成膏狀。

【用法】：敷手心及足心穴。手握藥30～40分鐘，維持24小時，連用3天。

5. 咽　炎

【藥物】：硼砂50克、白芷15克、食鹽100克。

【製法】：將藥拌勻。

【用法】：用溫水兌入白酒後洗手，再手握藥粉30分鐘，連用3天，每天1次。

6. 鼻出血

【藥物】：獨頭大蒜。

【製法】：將大蒜切成片。

【用法】：貼手心穴，固定。左鼻孔出血貼右手心，反之亦然。兩鼻孔都出血，則雙手都貼藥。

7. 慢性鼻炎

【藥物】：樟腦10克、雄黃15克、胡椒10克、白介子15克、桃仁9克。

【製法】：上述藥末混合均勻。

【用法】：用小米湯調糊狀，兌入薑汁調均勻，貼於雙手心穴，臨睡前用藥，晨起去掉，7 天一個療程，連用 2～3 個療程。

8. 中耳炎

【藥物】：龍膽草 10 克、珍珠粉 2 克、蒼耳子 6 克、乳香 9 克、末藥 9 克、蜈蚣 1 條、冰片 3 克。

【製法】：上述藥研細末，加食醋、水和白酒調成糊狀。

【用法】：敷於手心穴，固定，其餘方法同上。

六、抗衰老、保健方

【藥物】：桃仁 7 粒，核桃仁 2 個，黑糯米、白酒、麵粉適量。

【製法】：桃仁、核桃仁研細粉，加入白酒、麵粉、黑糯米湯調製成丸劑。

【用法】：藥丸敷於手心，固定。

【用藥時間】：臨睡前，晨起去之，每天貼敷一個手心穴，第二天輪換，可連用一個月，休息 7 天，繼續再用，三個月為一個療程。該藥方有防治衰老、養顏之功效。

編　後　語

　　《手診手療圖解精要》終於付梓面世了，其中的辛勞不身在其中，難以體會。但這門科學能為我國民眾服務，並進而走向世界造福全人類，亦令我欣慰。首先要感謝人民體育出版社的領導，尤其要感謝責任編輯劉筠老師熱情鼓勵我出版這本書，她在患病期間仍然在修改此書，以使它日臻完美滿足讀者的要求，令人感動。

　　這裡要特別感謝原國家中藥管理局呂炳奎老局長，以87歲高齡仍然在關注著中醫事業，提攜後輩，並為本書題字。

　　特別感謝我的中醫學導師、現代傷寒派傳人陳大啟教授對我出版此書給予的鼓勵和支持。

　　感謝原中國駐日本大使宋之光先生和夫人的支持。

　　感謝中國郵政報社副社長徐寬恩先生的支持。

　　感謝中央電視臺東方時空製片人谷源旭先生的鼓勵。

　　這裡還要衷心感謝我的好友、同事冷書華女士、馬欣女士，以及我的胞兄和我的夫人，對出版此書給予的支持和幫助，還有許多關懷和幫助我的朋友、領導，在這裡一並表示誠摯的謝意。

　　手診手療這門集傳統中醫與現代科學、診斷與治療一體的臨床醫學科學，應該在21世紀有其應有的地位。我認為手診手療應有一個全新的名稱——手部醫療工程學，它可以

324　手診手療圖解精要

涵蓋手診手療的主要內容。

我認為這門科學要更好地為世人服務，還需要在以下三個方面做大量、艱苦細緻的開創性工作。

一、手診診病的標準要統一，但目前尚未做到，這就妨礙了這門科學的嚴謹性。

二、手診診病、手療治病還缺乏大量的基礎醫學實驗來闡明機理，只有基礎理論突破了才可以使其更科學、更有指導意義，也更能讓世人信服。

三、手診手療需要醫療行政管理部門給予立法和管理上的支持。沒有醫療行政管理部門的支持，廣大醫務工作者就不能有效地掌握這門技術。而且還應該把手診手療的精髓編入醫學院校的臨床教材中，使這門科學成為醫學院校醫療系學生必須掌握的基本功。只有廣泛的普及和應用才能使這門科學更具有實用性，也才能促使它更加完善、更加科學。

我願為這一偉大科學的豐富、完善和造福人類盡綿薄之力。

魯京碩

參考書目

〔1〕劉渡舟主編，《白話素問》《白話靈樞》，天津，天津科技翻譯出版公司，1994。

〔2〕王永炎、魯兆麟主編，《中醫內科學》，北京，人民衛生出版社，1999。

〔3〕李萊田主編，《全息醫學大全》，北京，中國醫藥科技出版社，1997。

〔4〕鄭思競主編，《人體解剖學》，北京，人民衛生出版社，1978。

〔5〕瀋陽醫學院繪，《人體解剖圖譜》，上海，上海人民出版社，1973。

〔6〕楊力著，《中醫疾病預測學》，北京，北京科學技術出版社，1991。

〔7〕楊永良、張正浩主編，《中醫食療學》，北京，中國醫藥科技出版社，1999。

〔8〕林郎暉、林桐峰著，《手紋與人體科學》，天津，天津科學技術出版社出版，1994。

〔9〕莊振西主編，《手形手紋手診》，北京，華齡出版社，1993。

〔10〕張延生主編，《氣功與手診》，人民體育出版社，1993。

〔11〕劉劍峰著，《觀手知病》，北京，中國科學技

術出版社，1991。

〔12〕楊旭主編，《形色手診》，天津，天津科學技術出版社，1994。

〔13〕王晨霞著，《現代掌紋診病》，甘肅，甘肅民族出版社，1993。

〔14〕王大有著，《掌紋診病實用圖譜》，北京，北京科學技術出版社，1995。

〔15〕澤龍著，《手診圖典》，甘肅，甘肅文化出版社，1998。

〔16〕彭清華主編，《中國民間局部診法》，湖南，湖南科學技術出版社，1995。

〔17〕周鑫著，《中醫手掌診療學》，湖北，湖北科學技術出版社，1998。

〔18〕大熊茅楊著（日本），林曉鐘譯，《手相與健康》，北京，中國新聞出版社，1988。

〔19〕李學誠著，《指甲診病彩色圖譜》，山西，山西科學技術出版社，1990。

〔20〕陳夷等著，《點壓手穴治病絕招》，北京，中醫古籍出版社，1992。

〔21〕高樹中主編，《中醫手心療法大全》，濟南，濟南出版社，1994。

〔22〕章豐著，《手部穴位病理按摩法》，黑龍江，黑龍江科學技術出版社，1993。

〔23〕關更偉等編著，《精易手足按摩法》，河北，河北科學技術出版社，1993。

〔24〕封進啓主編，《手部按摩好處多》，天津，天

津科技翻譯出版公司，1999。

〔25〕梁秋湖等編著，《手掌與疾病》，廣西，廣西科學技術出版社，1999。

〔26〕王文華主編，《指甲測百病》，上海，上海科技教育出版社，2001。

〔27〕賈一江主編，《當代中藥外治臨床大全》，北京，中國中醫藥出版社，1991。

大展出版社有限公司
品冠文化出版社

圖書目錄

地址：台北市北投區(石牌)　　　電話：(02) 28236031
　　　致遠一路二段 12 巷 1 號　　　　　　 28236033
郵撥：01669551 ＜大展＞　　　　　　　　 28233123
　　　19346241 ＜品冠＞　　　　傳真：(02) 28272069

7. 中國名手名局賞析	沙舟編著	300 元
8. 日韓名手名局賞析	沙舟編著	330 元
9. 圍棋石室藏機	劉乾勝等著	250 元
10. 圍棋不傳之道	劉乾勝等著	250 元
11. 圍棋出藍秘譜	劉乾勝等著	250 元
12. 圍棋敲山震虎	劉乾勝等著	280 元
13. 圍棋送佛歸殿	劉乾勝等著	280 元
14. 無師自通學圍棋	劉駱生著	280 元

·象 棋 輕 鬆 學· 品冠編號 69

1. 象棋開局精要	方長勤審校	280 元
2. 象棋中局薈萃	言穆江著	280 元
3. 象棋殘局精粹	黃大昌著	280 元
4. 象棋精巧短局	石鏞、石煉編著	280 元

·智 力 運 動· 品冠編號 691

| 1. 怎樣下國際跳棋 國際跳棋普及教材(上) | 楊永編著 | 220 元 |

·鑑 賞 系 列· 品冠編號 70

1. 雅石鑑賞與收藏	沈泓著	680 元
2. 印石鑑賞與收藏	沈泓著	680 元
3. 玉石鑑賞與收藏	沈泓著	680 元

·休 閒 生 活· 品冠編號 71

| 1. 家庭養蘭年年開 | 殷華林編著 | 300 元 |

·生 活 廣 場· 品冠編號 61

1. 366 天誕生星	李芳黛譯	280 元
2. 366 天誕生花與誕生石	李芳黛譯	280 元
3. 科學命相	淺野八郎著	220 元
4. 已知的他界科學	陳蒼杰譯	220 元
5. 開拓未來的他界科學	陳蒼杰譯	220 元
6. 世紀末變態心理犯罪檔案	沈永嘉譯	240 元
7. 366 天開運年鑑	林廷宇編著	230 元
8. 色彩學與你	野村順一著	230 元
9. 科學手相	淺野八郎著	230 元
10. 你也能成為戀愛高手	柯富陽編著	220 元
12. 動物測驗—人性現形	淺野八郎著	200 元
13. 愛情、幸福完全自測	淺野八郎著	200 元

14. 神奇新穴療法　　　　　　吳德華編著　200元
15. 神奇小針刀療法　　　　　　韋丹主編　200元
16. 神奇刮痧療法　　　　　童佼寅主編　200元
17. 神奇氣功療法　　　　　　陳坤編著　200元

・常見病藥膳調養叢書・品冠編號 631

1. 脂肪肝四季飲食　　　　　蕭守貴著　200元
2. 高血壓四季飲食　　　　　秦玖剛著　200元
3. 慢性腎炎四季飲食　　　　魏從強著　200元
4. 高脂血症四季飲食　　　　　薛輝著　200元
5. 慢性胃炎四季飲食　　　　馬秉祥著　200元
6. 糖尿病四季飲食　　　　　王耀獻著　200元
7. 癌症四季飲食　　　　　　　李忠著　200元
8. 痛風四季飲食　　　　　　魯焰主編　200元
9. 肝炎四季飲食　　　　　　王虹等著　200元
10. 肥胖症四季飲食　　　　　李偉等著　200元
11. 膽囊炎、膽石症四季飲食　謝春娥著　200元

・彩色圖解保健・品冠編號 64

1. 瘦身　　　　　　　　　主婦之友社　300元
2. 腰痛　　　　　　　　　主婦之友社　300元
3. 肩膀痠痛　　　　　　　主婦之友社　300元
4. 腰、膝、腳的疼痛　　　主婦之友社　300元
5. 壓力、精神疲勞　　　　主婦之友社　300元
6. 眼睛疲勞、視力減退　　主婦之友社　300元

・休閒保健叢書・品冠編號 641

1. 瘦身保健按摩術　　　　　聞慶漢主編　200元
2. 顏面美容保健按摩術　　　聞慶漢主編　200元
3. 足部保健按摩術　　　　　聞慶漢主編　200元
4. 養生保健按摩術　　　　　聞慶漢主編　280元
5. 頭部穴道保健術　　　　　柯富陽主編　180元
6. 健身醫療運動處方　　　　鄭寶田主編　230元
7. 實用美容美體點穴術＋VCD　李芬莉主編　350元
8. 中外保健按摩技法全集＋VCD　任全主編　550元
9. 中醫三補養生　　　　　　劉健主編　300元
10. 運動創傷康復診療　　　　任玉衡主編　550元
11. 養生抗衰老指南　　　　　馬永興主編　350元
12. 創傷骨折救護與康復　　　鍾杏梅主編　220元
13. 百病全息按摩療法＋VCD　王富春主編　500元
14. 拔罐排毒一身輕＋VCD　　許麗編著　330元

| 15. 圖解針灸美容 | 王富春主編 | 350 元 |
| 16. 圖解針灸減肥 | 王富春主編 | 350 元 |

·健康新視野· 品冠編號 651

1. 怎樣讓孩子遠離意外傷害	高溥超等主編	230 元
2. 使孩子聰明的鹼性食品	高溥超等主編	230 元
3. 食物中的降糖藥	高溥超等主編	230 元
4. 開車族健康要訣	高溥超等主編	230 元
5. 國外流行瘦身法	高溥超等主編	230 元

·少 年 偵 探· 品冠編號 66

1. 怪盜二十面相	（精）	江戶川亂步著	特價 189 元
2. 少年偵探團	（精）	江戶川亂步著	特價 189 元
3. 妖怪博士	（精）	江戶川亂步著	特價 189 元
4. 大金塊	（精）	江戶川亂步著	特價 230 元
5. 青銅魔人	（精）	江戶川亂步著	特價 230 元
6. 地底魔術王	（精）	江戶川亂步著	特價 230 元
7. 透明怪人	（精）	江戶川亂步著	特價 230 元
8. 怪人四十面相	（精）	江戶川亂步著	特價 230 元
9. 宇宙怪人	（精）	江戶川亂步著	特價 230 元
10. 恐怖的鐵塔王國	（精）	江戶川亂步著	特價 230 元
11. 灰色巨人	（精）	江戶川亂步著	特價 230 元
12. 海底魔術師	（精）	江戶川亂步著	特價 230 元
13. 黃金豹	（精）	江戶川亂步著	特價 230 元
14. 魔法博士	（精）	江戶川亂步著	特價 230 元
15. 馬戲怪人	（精）	江戶川亂步著	特價 230 元
16. 魔人銅鑼	（精）	江戶川亂步著	特價 230 元
17. 魔法人偶	（精）	江戶川亂步著	特價 230 元
18. 奇面城的秘密	（精）	江戶川亂步著	特價 230 元
19. 夜光人	（精）	江戶川亂步著	特價 230 元
20. 塔上的魔術師	（精）	江戶川亂步著	特價 230 元
21. 鐵人Q	（精）	江戶川亂步著	特價 230 元
22. 假面恐怖王	（精）	江戶川亂步著	特價 230 元
23. 電人M	（精）	江戶川亂步著	特價 230 元
24. 二十面相的詛咒	（精）	江戶川亂步著	特價 230 元
25. 飛天二十面相	（精）	江戶川亂步著	特價 230 元
26. 黃金怪獸	（精）	江戶川亂步著	特價 230 元

·武 術 特 輯· 大展編號 10

| 1. 陳式太極拳入門 | 馮志強編著 | 180 元 |
| 2. 武式太極拳 | 郝少如編著 | 200 元 |

6

國家圖書館出版品預行編目資料

手診手療圖解精要／魯京碩 著
－初版－臺北市，大展，民 93【2004 年】
面；21 公分－2 版（中醫保健站；1）
ISBN 978-957-468-323-9（平裝）
1. 診斷(中醫) 2. 手療法
413.2　　　　　　　　　　　93011758

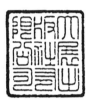

手診手療圖解精要

ISBN 978-957-468-323-9

著　　者／魯 京 碩
責任編輯／劉　　筠　白　　艷
發 行 人／蔡 森 明
出 版 者／大展出版社有限公司
社　　址／台北市北投區（石牌）致遠一路 2 段 12 巷 1 號
電　　話／(02) 28236031・28236033・28233123
傳　　真／(02) 28272069
郵政劃撥／01669551
網　　址／www.dah-jaan.com.tw
E-mail／service@dah-jaan.com.tw
登 記 證／局版臺業字第 2171 號
承 印 者／傳興印刷有限公司
裝　　訂／建鑫裝訂有限公司
排 版 者／弘益電腦排版有限公司
授 權 者／北京人民體育出版社
初版 1 刷／2004 年（民 93 年）10 月
初版 3 刷／2010 年（民 99 年）7 月　　　　　定價／280 元

●本書若有破損、缺頁敬請寄回本社更換●

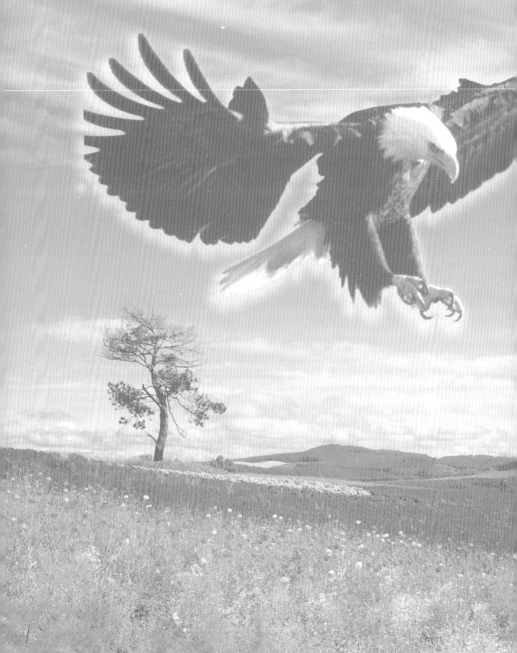
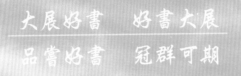
大展好書　好書大展
品嘗好書　冠群可期

大展好書　好書大展

品嘗好書·　冠群可期